MÉMOIRE

SUR

L'ANATOMIE PATHOLOGIQUE

DES

RÉTRÉCISSEMENS DE L'URÊTRE,

PAR LE D' CIVIALE.

PARIS.

IMPRIMÉ CHEZ PAUL RENOUARD,

RUE GARANCIÈRE, N. 5.

MÉMOIRE

SUR

L'ANATOMIE PATHOLOGIQUE

DES

RÉTRÉCISSEMENS DE L'URETRE.

MÉMOIRE

SUR

L'ANATOMIE PATHOLOGIQUE

DES

RÉTRÉCISSEMENS DE L'URÈTRE,

Par le Dr CIVIALE.

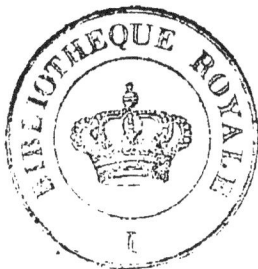

PARIS,

IMPRIMÉ CHEZ PAUL RENOUARD,

RUE GARANCIÈRE, 5, F. S.-G.

1842.

MÉMOIRE

SUR

L'ANATOMIE PATHOLOGIQUE

DES RÉTRÉCISSEMENS DE L'URÈTRE.

On a dit que, sans l'anatomie pathologique, la médecine n'existerait pas. Il y a de l'exagération dans ce langage. Mais ce qu'on peut affirmer hautement, c'est que, sans le flambeau de l'anatomie pathologique, la science du médecin reste imparfaite, inachevée : c'est même moins une science qu'un amas incohérent d'observations tronquées, qu'un enchaînement d'inductions trop souvent frappées de fausseté, par cela seul que les faits dont elles découlent ne sont pas complets. Il serait facile de le démontrer en parcourant une à une les diverses parties de la pathologie où l'on a cru trouver les argumens les plus puissans pour soutenir l'inutilité ou l'insuffisance des notions fournies par les ouvertures des corps; on verrait que ce sont précisément celles dans lesquelles règne encore le plus de vague et d'incertitude, celles qui se prêtent le moins aux applications d'une méthode rationnelle, et qui sont le plus livrées à l'empirisme, à la routine. On pourrait citer, à la vérité, d'autres cas où l'anatomie pathologique ne découvre, dans les tissus morts, aucune trace d'altérations commençantes qui ne s'annonçaient pendant la vie que par de simples troubles fonctionnels;

1

mais peut-être ne doit-on s'en prendre qu'au retard qu'une sage prévoyance fait loi d'apporter aux investigations nécropsiques. Ce qu'il y a de certain, c'est que quand il s'agit de lésions anciennes, graves, profondes, aux caractères physiques desquelles un certain laps de temps écoulé depuis la mort n'apporte pas de modifications notables, les ouvertures des corps peuvent seules conduire à la solution des problèmes; car ce sont elles qui complètent les faits, et en faisant ainsi la science, elles enseignent à guérir. J'espère en donner la preuve dans ce travail.

Il n'est pas d'états morbides plus dignes d'attention que les rétrécissemens de l'urètre, soit qu'on ait égard à leur fréquence, soit qu'on s'attache aux accidens primitifs qu'ils déterminent, ou à la grande influence qu'ils exercent secondairement sur la production et la complication des nombreuses maladies de l'appareil urinaire. Ces états laissent après la mort des traces ayant trait à trois ordres de faits bien distincts, qui demandent à être étudiés séparément, mais qui, par leur réunion, concourent à éclairer le diagnostic et à diriger la thérapeutique.

La première série comprend les altérations de texture et de configuration qui constituent le rétrécissement lui-même. Ce sont les conséquences d'un travail morbide qui remonte à une époque plus ou moins éloignée, et qui a modifié et changé en partie la structure des parois de l'urètre.

A la seconde se rapportent les nombreuses altérations qu'entraînent les coarctations urétrales, soit dans la partie profonde du canal, soit dans le col ou le corps de la vessie, ou tout autre point de l'économie.

Enfin, la dernière se compose des désordres que l'ouverture des corps fait découvrir au-devant du point rétréci, et qui sont presque exclusivement les résultats de l'emploi intempestif ou abusif des moyens par lesquels l'art essaie d'attaquer la maladie primitive.

Ainsi l'anatomie pathologique nous fait connaître et l'état morbide qui constitue les rétrécissemens, et les désordres que ceux-ci entraînent à leur suite quand on les néglige, et les malheurs que la pratique peut occasionner lorsqu'elle s'éloigne de la ligne tracée par l'observation et l'expérience. Elle conduit donc finalement, ce qui est le point important en médecine, à juger la valeur des moyens mis en usage pour obtenir la guérison.

Cependant il faut avouer qu'elle n'a pas encore produit tout le bien qu'on est en droit d'attendre d'elle. Plusieurs circonstances, dont je vais signaler les principales, s'y sont opposées.

1° Un certain nombre de malades succombent aux suites immédiates des coarctations urétrales ; mais on n'a pas toujours songé à rechercher en quoi celles-ci consistent, ni à étudier les désordres qu'elles déterminent. Jusqu'aux temps les plus rapprochés de nous, les praticiens ont négligé de mettre à profit, pour ce genre de recherches, des occasions qui sont cependant d'autant plus précieuses qu'on en rencontre fort peu, et qu'il n'est pas toujours facile de faire des autopsies cadavériques dans la pratique particulière, même au sein des grandes villes. Ajoutons qu'on a négligé aussi de tenir compte des faits pathologiques recueillis dans quelques localités, notamment en Angleterre. Ce n'est pas sans un sentiment de surprise que j'ai vu, dans les musées de Londres, des documens réunis en grand nombre et qui sont pour ainsi dire perdus pour la science.

2° La plupart des maladies mortelles de la vessie sont la conséquence directe ou indirecte des rétrécissemens de l'urètre ; mais, vers la fin, ces lésions secondaires acquièrent une gravité telle, que seules elles absorbent entièrement l'attention des praticiens. Presque toujours alors on ne s'attache qu'au catarrhe purulent, aux tumeurs, aux abcès de la prostate, sans avoir égard à l'enchaînement des circon-

1.

stances par lesquelles ces maladies sont arrivées au degré
de gravité qu'elles présentent. L'erreur est d'autant plus com-
mune, en pareil cas, que beaucoup de malades continuent
encore de pouvoir satisfaire les besoins d'uriner, et que trop
souvent les rétrécissemens sont méconnus pendant la vie.

3° D'un autre côté, lorsqu'un malade périt, soit de rétention d'urine, soit de toute autre affection, on ne trouve
pas toujours le rétrécissement du canal proportionné aux
difficultés qu'une main, même habile, avait éprouvées à
introduire une très petite sonde. Ainsi, un homme est attaqué d'une rétention complète d'urine; on fait plusieurs
tentatives inutiles pour introduire, soit une sonde, soit une
bougie; ces instrumens pénètrent bien dans le point rétréci,
mais ils sont tellement serrés et comprimés qu'on ne peut les
faire avancer sans courir le risque de déterminer des accidens graves : la mort survient, et, quoiqu'on trouve l'urètre rétréci, on fait passer, sans difficulté, l'instrument qui
avait rencontré un obstacle insurmontable pendant la vie.
Cependant on acquiert la certitude que la sonde avait été
bien dirigée, puisqu'on ne découvre aucune trace de fausse
route. Elle n'avait donc pu être retenue que par le point rétréci lui-même. De cette circonstance il suit que le rétrécissement possède pendant la vie une puissance d'action dont
on n'a pas suffisamment tenu compte, que cette action vitale
exerce une grande influence sur le traitement des rétrécissemens organiques, et que, dans les coarctations spasmodiques,
elle constitue seule la maladie tout entière, dont, par consé-
quent, il ne reste plus aucune trace après la mort, ainsi que
l'ouverture du corps de J.-J. Rousseau en a fourni un exemple mémorable.

4° Très souvent, lorsqu'on ouvre l'urètre après la mort,
on est surpris de ne pas trouver des lésions plus profondes
sur une surface qui a sécrété, quelquefois pendant de longues
années, une matière puriforme fréquemment fort abondante,

et sur laquelle, dans beaucoup de cas, les bougies, les sondes,
le caustique même ont agi avec trop peu de ménagement.

5° Enfin, c'est moins dans le lieu même occupé par le
rétrécissement que dans la partie du canal située derrière,
et quelquefois dans celle qui est placée au-devant, qu'on découvre les altérations organiques. Le point rétréci, plus dur
et plus consistant, demeure intact, tandis que les parois urétrales placées entre lui et le col de la vessie ont supporté
seules l'effort des contractions vésicales, le choc de la colonne d'urine lancée par ces contractions, et que celles qui
sont situées au-devant de la coarctation ont subi tous les efforts des sondes et autres instrumens poussés contre l'obstacle. Au moment où le malade succombe, il y a des désordres, même considérables, qui ne sont survenus que
dans les derniers temps de la vie, et qui peuvent induire en
erreur si l'on apprécie le rétrécissement d'après ce qui frappe
les yeux. Ces désordres proviennent les uns des essais qu'on
a tentés pour faire cesser la rétention d'urine, et les autres
de cette rétention elle-même, du travail inflammatoire local
qu'elle a provoqué. On aurait donc une idée fausse d'un rétrécissement existant chez un malade qu'on se propose de
traiter, si l'on diagnostiquait d'après ce qui a été vu sur
le cadavre, d'après les pièces pathologiques conservées dans
les musées. Il faut faire la part des désordres que je viens
d'indiquer, qui sont bien la conséquence de la coarctation,
mais qui n'ont pas encore paru au moment où l'on va traiter
le malade.

I. *Lésions organiques qui constituent les rétrécissemens*
urétraux.

1° *Brides.* — Un assez grand nombre d'ouvertures de cadavres ont constaté l'existence de brides dans diverses parties de l'urètre. Charles Bell a donné une planche qui représente plusieurs de ces rétrécissemens linéaires, trouvés

sur un même sujet. Chaque jour aussi les bougies molles dont on se sert pour dilater le canal reviennent étranglées, comme si elles avaient été serrées par une ligature, même par un fil très fin.

Ces brides, qu'on a désignées aussi sous le nom de *rétrécissemens valvulaires,* ou de *valvules*, ont été attribuées par Goulard, à une duplicature de la membrane muqueuse; par Morgagni, à des érosions de l'urètre, ou à de légères excroissances formant des saillies linéaires; par Laennec, Ducamp et quelques autres, à une exsudation plastique ou à la formation de fausses membranes.

Lorsque le rétrécissement tient à un repli transversal de la membrane muqueuse, ce repli est peu sensible après la mort; pour l'apercevoir, il faut l'examiner avant de diviser la partie correspondante de l'urètre. Après quoi on exerce latéralement une traction en sens inverse sur les deux bouts du canal, préalablement fendu dans le sens de sa longueur, au-devant et en arrière du point malade; dès qu'on vient à diviser ce dernier lui-même, la bride diminue notablement, et parfois cesse de faire saillie dans la tranche.

J'ai rencontré deux cas de ce genre, dans lesquels ce qui m'a le plus frappé, c'est que la partie du canal qui était le siége des brides ne différait pas des autres points de l'urètre sous le rapport de la coloration. Il n'y avait qu'un simple soulèvement semi-lunaire, ou en forme de croissant, de la membrane muqueuse, dont les deux feuillets se trouvaient adossés par leur face externe. Les brides avaient peu d'épaisseur, et leur bord libre était très uni; par leur base elles se confondaient avec le reste de la membrane muqueuse, sans ligne de démarcation appréciable, sans nul vestige de lésion quelconque, en particulier d'ulcération. J'ai donc pu me convaincre par là que, malgré l'opinion contraire émise par quelques auteurs modernes, des replis membraneux, constituant de véritables brides, peuvent très bien se former sans qu'il y ait eu auparavant aucune solution de continuité, sans qu'on soit obligé de les considérer comme le résultat de cicatrices. L'erreur des écrivains qui ont soutenu le contraire me paraît dépendre de ce qu'on a confondu le point rétréci avec celui qui se trouve placé derrière ; or alors, comme je le dirai bientôt, les altérations sont nombreuses et variées, quelque lieu qu'occupe le rétrécissement.

L'étendue, l'épaisseur, la consistance et la direction des brides urétrales sont extrêmement sujettes à varier ; on ne saurait rien établir de constant à cet égard. Tout ce qu'on a pu dire ne repose pas sur une série suffisante d'observations ; car des faits contraires, et en nombre au moins égal, témoignent qu'on s'est trop empressé de généraliser des cas particuliers. Ce qu'il est permis d'établir, en se fondant sur les données fournies par les empreintes, plutôt que sur les autopsies, qui sont encore trop peu nombreuses, c'est que les brides siégent ou à la partie mobile de l'urètre, ou à la portion située au-dessous de la symphyse pubienne, qu'elles en occupent rarement toute la circonférence, qu'elles semblent affectionner de préférence la face inférieure, que leur direction est presque toujours transversale, bien qu'on en ait vu d'obliques et même de longitudinales, qu'il peut y en avoir plusieurs au-devant les unes des autres, mais que, dans la majorité des cas, il ne s'en trouve qu'une seule, et que leur épaisseur et leur consistance semblent varier surtout en raison de l'ancienneté et du développement de la maladie. Il paraît, en effet, que ces sortes de replis ne restent pas stationnaires ; soit qu'il se forme un dépôt de matière coagulable entre les deux feuillets, soit que le tissu cellulaire sous-muqueux s'hypertrophie, la coarctation acquiert de l'étendue et de la consistance, comme le fait présumer l'accroissement incessant des difficultés d'uriner, et comme les ouvertures du corps semblent l'établir.

Voici ce que l'autopsie m'a appris chez un homme de cin--
quante-deux ans, mort vingt-quatre heures après un épan--
chement d'urine dans les bourses, au périnée et au-dessus du
pubis. Un rétrécissement organique existait à cinq pouces
du méat urinaire, vers la réunion des portions spongieuse et
membraneuse de l'urètre : de nombreuses lacunes, de profondeur diverse, mais ayant toutes leur orifice dirigé vers
la partie antérieure du canal, se faisaient remarquer derrière le point rétréci, où l'on trouva un petit calcul pyriforme
et très dur. Le point rétréci lui-même se présentait sous l'aspect d'une sorte d'étranglement circulaire, un peu brusque,
mais paraissant formé par une diminution progressive dans
le diamètre du canal, de sorte que l'urètre, examiné en cet
endroit, semblait résulter de deux cônes adossés par leur
sommet, qui était aplati, et avait environ une ligne et de-
mie de diamètre. On n'apercevait d'ailleurs aucun change
ment de texture, ni de couleur ; dans une des lacunes de la
partie droite, on découvrit une crevasse et un abcès urineux.

Chez un autre malade, mort en 1839 à l'hôpital Necker,
j'ai trouvé derrière la fosse naviculaire une bride oblique
de haut en bas et d'avant en arrière. Dès qu'on eut ouvert
l'urètre par son côté supérieur, les deux bords de la section
étant écartés, la bride fit une saillie représentant un V. On
avait déjà commencé à traiter le rétrécissement lorsque le
sujet succomba par suite d'autres maladies et de l'épuise-
ment sénile.

Dans un cas dont parle M. Cruveilhier, la partie rétrécie
du canal, également située à la courbure sous-pubienne,
était transformée en un cordon fibreux extrêmement dense.
Il fut impossible de découvrir le pertuis par lequel l'urine
s'écoulait pendant la vie.

M. Bermond cite un cas dans lequel on trouva, à la suite
d'une infiltration d'urine qui entraîna la mort, le méat urinaire oblitéré par une sorte de pellicule percée de petits

trous. Il existait une rupture à la portion membraneuse de l'urètre. Les orifices des conduits éjaculateurs étaient tellement dilatés, qu'on pouvait y introduire sans difficulté un cathéter ordinaire. La surface interne de la vessie était rouge et violacée. Ce viscère, fortement hypertrophié, contenait de l'urine purulente. Les uretères étaient dilatés au point d'égaler le volume du petit doigt, et d'un rouge foncé à l'intérieur. On aperçut plusieurs petits foyers de pus dans le rein droit.

La *Gazette médicale* de 1840 rapporte, d'après M. Budd, l'histoire d'un marin de seize ans, qui mourut peu de jours après son admission à l'hôpital, dans un état complet d'insensibilité. A l'autopsie, on trouva les reins réduits à une poche qui aurait contenu une pinte de liquide, et les uretères fort dilatés, excepté à leur ouverture dans la vessie. Celle-ci était très ample, quoique ses parois eussent acquis beaucoup d'épaisseur. L'urètre offrait, fixé à sa partie supérieure, une sorte de repli membraneux, analogue aux valvules des veines. Ce repli devait, pendant la vie, empêcher l'urine de sortir de la vessie, sans mettre obstacle à l'introduction du cathéter. Au-devant de lui, le canal était tout-à-fait sain. Si l'on considère l'âge du malade et la disposition du repli, le fait est très rare, sinon même unique. M. Budd paraît croire qu'il s'agissait d'une anomalie congéniale, hypothèse sur la valeur de laquelle on ne saurait établir aucune discussion.

Les musées de Londres possèdent une série de pièces pathologiques dans lesquelles on peut saisir, pour ainsi dire pas à pas, le développement de diverses coarctations urétrales qui semblent n'avoir été d'abord que de simples brides, épaissies et indurées par les progrès du temps. On sait que ces brides se forment lentement; la cause qui les produit peut être considérée comme permanente. Le développement de la valvule a un terme assez restreint dans le sens du diamètre de l'urètre, mais il n'a point de limites dans celui de la longueur du canal. Aussi n'est-il pas rare de rencontrer des rétrécissemens organiques d'une longueur considérable. Dans ceux qui se sont offerts à moi, je n'ai rien aperçu qui me permît de décider si la coarctation n'avait été d'abord qu'une simple bride, peu-à-peu accrue dans le sens de sa base, ou si plusieurs brides, placées les unes au-devant des autres, avaient fini par se rencontrer, les changemens de texture nés de plusieurs points à-la-fois s'étant réunis à une époque plus ou moins avancée. Mais ce qu'il y a de certain, c'est que ces rétrécissemens valvulaires sont susceptibles de prendre de l'accroissement. M. Cruveilhier parle, dans la 25e livraison de son Traité d'anatomie pathologique, d'un rétrécissement situé à la courbure de l'urètre et ayant huit à neuf lignes d'étendue. Au centre de ce rétrécissement, la transformation fibreuse avait lieu aux dépens de la membrane muqueuse et du tissu spongieux du canal ; sur les limites, elle n'avait envahi que la membrane muqueuse.

2° Les réflexions que j'ai faites à l'égard des brides sont applicables aux *excroissances, carnosités, fongosités* et *végétations,* décrites avec tant de précision par certains auteurs, qui en ont même distingué de plusieurs espèces. L'existence de ces productions anormales a été constatée par une multitude d'ouvertures cadavériques, ainsi que le déclarent Morgagni, Petit, Sœmmerring, Laennec et Charles Bell. On les reconnaît aussi quelquefois à l'aide des empreintes que la bougie rapporte. Charles Bell émet cependant, à leur sujet, une opinion qui n'est pas fondée : il dit qu'elles font sur la bougie molle une empreinte semblable à celle que produisent les pierres ou les sables, et que, quand on les touche avec un stylet boutonné, elles donnent la même sensation que les calculs. La vérité est qu'un praticien exercé reconnaîtra toujours au toucher s'il s'agit d'une pierre ou d'une callosité. Quant aux empreintes sur les bougies molles, elles

diffèrent dans l'un et l'autre cas ; le corps inorganique fait
sur la cire une impression plus vive, plus anguleuse, plus
nette, plus à pic. Toutefois, ce n'est pas dans un dessin qu'il
faut apprécier cette différence, mais bien par l'examen de
la bougie au moment même où elle vient d'être retirée.

J'ai rencontré un petit nombre de carnosités urétrales.
Dans un cas, qui s'est présenté à l'hôpital Necker, la partie
membraneuse de l'urètre offrait une série de granulations
semblables à celles qu'on observe quelquefois dans la vessie.
Mais l'histoire du malade m'étant demeurée inconnue, je
ne saurais indiquer les effets que ces productions exercent,
quant à l'excrétion de l'urine.

M. Leroy, attaché au service des calculeux, a vu la partie
membraneuse de l'urètre recouverte, derrière un rétrécissement, de petites granulations d'un gris sale, dont les unes, très
molles, adhéraient à peine à la surface muqueuse, tandis que
les autres, plus consistantes, faisaient corps avec la membrane.

J'ai trouvé un cas analogue à celui-là dans le musée de
l'hôpital de Guy, à Londres. La pièce appartenait, dit-on, à un
sujet scrofuleux. La prostate est modérément tuméfiée ; mais
le col de la vessie est tellement déformé qu'on a de la peine
à le reconnaître. Il y a de nombreuses granulations dans ce
col et dans la partie prostatique de l'urètre, qui ne présentent
rien de normal. Une autre pièce de la même collection offre
un rétrécissement à la courbure du canal, avec plusieurs
caroncules ; derrière le point rétréci commence une fausse
route, qui traverse la prostate, au côté gauche du *veru montanum*, et s'ouvre dans la vessie. Sur une troisième pièce,
j'ai aperçu une caroncule située à la rencontre des parties
bulbeuse et membraneuse ; cette excroissance, très développée, faisait une saillie considérable : il y avait en même
temps ulcération de la crête urétrale, rétrécissement à la
courbure, et hypertrophie de la vessie.

Les carnosités occupent toujours la partie fixe de l'urètre. Quelques auteurs, Laennec et Sœmmerring entre autres, les attribuent à une altération de la membrane muqueuse. M. Lallemand dit avoir trouvé cette membrane injectée, épaissie, fongueuse à la portion prostatique du canal, et il ajoute qu'un pareil cas est le seul où il conçoive la possibilité du développement des caroncules et carnosités.

3° On a parlé d'*adhérences* entre deux points de la surface interne de l'urètre. Ces coalescences ont été regardées comme pouvant mettre obstacle au cours de l'urine, comme constituant certains rétrécissemens. Je n'ai jamais eu occasion de les observer, et je n'en connais même aucun exemple bien avéré, à moins qu'on ne veuille y rapporter les *cicatrices* de l'urètre, qui ne sont peut-être pas aussi rares qu'on l'a pensé. M. Delmas a cité, en 1829, dans le Journal hebdomadaire, le cas d'un homme mort sans qu'on connût sa maladie, et dans l'urètre duquel on trouva, à un pouce et demi du col de la vessie, un rétrécissement formé par une véritable cicatrice lisse, dense, et entourée de replis froncés, qui se rendaient vers ses bords. Ces cicatrices peuvent être la suite d'ulcères guéris. Chez un malade dont parle M. Andral, on trouva la membrane muqueuse urétrale ulcérée en divers points, et excoriée vers l'orifice ; l'auteur n'indique pas de rétrécissement ; mais comme l'ulcération n'était point cicatrisée, il n'est pas surprenant que le canal eût conservé son calibre.

4° *Epaississement et induration des parois urétrales.* — Un état de choses qu'on rencontre quelquefois, et qu'on a voulu donner comme type dans les rétrécissemens de l'urètre, lorsqu'ils ont acquis un grand développement, est celui dont M. Lallemand a tracé une description que je vais reproduire.

« Sur un malade, entré à l'hôpital en 1822, pour une strangurie, et mort, peu de jours après, d'une perforation spontanée de l'estomac, j'ai trouvé à la courbure sous-pubienne un rétrécissement qui admettait à peine une sonde cannelée. Le canal, fendu dans toute sa longueur, présenta dans le point rétréci un épaississement *circulaire de la mem* brane muqueuse,* commençant et finissant d'une manière insensible, en sorte que la tranche ressemblait de chaque côté à un fuseau divisé suivant son grand diamètre. Le bord externe n'était pas moins bombé que celui qui correspondait à la surface du canal; ainsi, le cylindre qui formait l'obstacle, aminci à ses deux extrémités et renflé au milieu, ne faisait pas moins de saillie en dehors qu'en dedans. En disséquant la membrane muqueuse, je la trouvai si adhérente vis-à-vis de l'altération, qu'elle ne put être enlevée entière, ce qui prouve que le tissu cellulaire qui avait uni ces parties avait *participé à l'affection de la membrane muqueuse.* Le tissu altéré était d'un blanc jaunâtre, ferme, résistant, peu élastique, *et très facile à déchirer;* il n'offrait aucune apparence de fibres distinctes : on eût dit qu'une substance albumineuse s'était déposée dans les mailles de la membrane muqueuse sous-jacente, comme dans une éponge. »

D'après cette description, le siége spécial de l'altération occuperait la membrane muqueuse, ce qui n'est pas; Rarement aussi trouve-t-on la régularité de forme et les tissus faciles à déchirer dont parle le professeur de Montpellier.

Déjà Chopart avait rencontré un rétrécissement très prononcé de l'urètre, dont, sur ce point, les parois étaient dures et calleuses dans l'étendue d'une douzaine de lignes. Dans un cas cité par M. Cruveilhier, un rétrécissement fibreux occupait le bulbe et la région attenante de la portion membraneuse de l'urètre; il avait six à huit ligues d'étendue. Au centre, la transformation fibreuse s'était opérée sous la membrane muqueuse et dans le tissu spongieux : celui-ci avait été respecté vers les points extrêmes, où la membrane seule était envahie. Comme chez le malade de M. Lallemand, le rétrécissement et la partie voisine de l'urètre représentaient deux cônes adossés par leur sommet.

Ici je ferai la même réflexion qu'à l'occasion du fait rapporté par M. Lallemand.

Je n'ai pas remarqué que l'épaississement du tissu sous-muqueux refoulât les parties extérieures au-dehors, de manière qu'il résultât de là un renflement, un cylindre ovoïde, uniforme et régulier, semblable à celui que M. Lallemand décrit. Si cette disposition a lieu quelquefois, du moins n'est-elle pas constante. Il y aurait inconvénient à généraliser un fait qui n'est qu'une des nombreuses variétés qu'on peut rencontrer en pareil cas.

A l'hôpital Necker se présenta un malade atteint de rétention d'urine, qui fut sondé au moyen d'une petite algalie. L'opération procura un soulagement immédiat. En la pratiquant, on reconnut que l'urètre était rétréci sous l'arcade pubienne, et que ses parois étaient raides et dures dans toute leur étendue. Une bougie, introduite deux jours après, confirma l'exactitude de ces premières données. Au bout de quelques jours, le malade fut pris d'un accès de fièvre pernicieuse, qui se termina d'une manière presque subite par la mort. A l'exception d'un léger épanchement dans le cerveau, l'autopsie ne fit découvrir aucun désordre capable d'expliquer une mort si prompte. L'urètre présentait les particularités suivantes. Il y avait une valvule à la face supérieure et à un pouce du méat urinaire ; à la même distance, plus en arrière, et du même côté, existait un point de la grandeur d'une lentille, où la membrane muqueuse était plus dense, d'une structure plus serrée, et d'une couleur noire : on eût dit une cicatrice très circonscrite, de laquelle partaient de petites stries rayonnantes, qu'on faisait saillir par des tractions en sens divers exercées sur les parois du canal, sensiblement rétréci en cet endroit. Au-dessous de la symphyse pubienne se trouvait un autre rétrécissement, plus considérable et surtout plus long. Toutefois, ces rétrécissemens n'étaient point encore assez avancés pour s'opposer au passage d'une petite sonde. La région sous-pubienne présentait une sorte de fausse membrane, disposée par plaques, tirant sur le gris, et si adhérente à la membrane muqueuse, qu'il était impossible de l'en détacher. Derrière ce point, qui avait six lignes d'étendue, les portions membraneuse et prostatique étaient sensiblement dilatées. Un peu de rougeur, formant bandeau, existait à la réunion des parties membraneuse et bulbeuse, immédiatement derrière le point rétréci. Il n'y avait pas d'engorgement appréciable à la prostate; mais, à l'orifice interne de l'urètre, se voyait un étroit bandeau circulaire, plus prononcé que je ne l'ai jamais observé dans des cas de non-tuméfaction de la glande. Du reste, il n'y avait rien d'anormal dans la vessie; les reins et les uretères étaient aussi dans l'état sain.

Chez plusieurs malades, le tissu morbide différait des parties saines pour la couleur; il avait, en outre, davantage de consistance, et surtout une rigidité remarquable. M. Lallemand cite un cas de rétrécissement circulaire, situé à six lignes au-devant de la prostate, qui était formé par un tissu rougeâtre, de consistance cornée. Mais, dans d'autres circonstances, qui sont en plus grand nombre, après avoir isolé le tissu sous-muqueux par lequel était constituée la coarctation, je ne l'ai trouvé ni plus dense, ni autrement coloré qu'il ne l'était en avant et en arrière. Une coupe longitudinale du point rétréci faisait seulement apercevoir une induration de la partie correspondante des parois urétrales, qui paraissait tenir plutôt à l'accumulation de la matière qu'à un accroissement de sa densité.

On prétend que la membrane muqueuse ainsi resserrée forme des plis longitudinaux. Il faut que ces plis soient bien réguliers et bien fins, car la surface semble aussi lisse et aussi tendue que partout ailleurs. J'ai pu m'en convaincre sur

plusieurs rétrécissemens que j'ai examinés après la mort.
Mais on observe quelquefois un plissement de la membranc
muqueuse urétrale au-devant du point rétréci ; j'en ai vu un
exemple remarquable à l'hospice Saint-Georges à Londres.
Chez un sujet que j'ai ouvert, la partie antérieure du point
rétréci présentait inférieurement une dépression dont l'origine se rapportait à des tentatives qui avaient été faites pour
introduire la sonde. Dans deux autres cas, je trouvai une
fausse route due au cathétérisme forcé et à des applications
trop répétées de caustiques. A cet égard je vais donner les
principaux détails d'un cas remarquable, que le hasard m'a
mis sous les yeux.

Le 15 novembre 1834, nous étions réunis à l'amphi-
théâtre de l'hôpital Necker, MM. Malgaigne, Ledain, Ver-
gnes et moi, pour constater quelques particularités anato-
miques de l'urètre sur un sujet qui, la veille, avait succombé
à la phthisie pulmonaire dans un service de médecine. Une
très petite bougie de cire, introduite dans le canal, s'arrêta
à deux pouces et demi de l'orifice externe. On s'assura de
l'existence d'un rétrécissement sur ce point, et dès-lors les
recherches prirent une autre direction. Le pubis fut enlevé,
avec les organes génito-urinaires, et l'urètre fendu, tant
d'arrière en avant que d'avant en arrière, jusqu'au rétrécissement. La bougie, portée dans la partie rétrécie, fit paraître,
au point correspondant de la face inférieure du canal, une
tumeur arrondie d'avant en arrière et oblongue transversa-
lement, qui avait deux lignes d'épaisseur à sa base. Un
mouvement de va et vient, imprimé à la bougie, opérait
dans cette tumeur, au-dessous des tégumens communs, un
déplacement d'avant en arrière, dont l'étendue était au moins
d'un pouce. Du reste, la tumeur, d'une assez grande consistance, cessait d'être apparente lorsque la bougie n'écartait
plus les parois de l'urètre ; mais, même alors, on la distinguait sans peine au toucher. L'incision faite à la face infé-

rieure du canal montra que la saillie de ses parois devait naissance à un épaississement des tissus sous-muqueux, ayant la forme d'un cercle irrégulier, *nacré*, et très consistant, qui embrassait l'urètre entier. La surface interne de ce dernier était racornie et resserrée en cet endroit, mais sans lésion apparente, du moins à la membrane muqueuse. En exerçant de légères tractions latérales, on distinguait trois replis membraneux fort minces, dont un, plus saillant et plus rapproché du gland, correspondait à la partie la plus étroite, tandis que les deux postérieurs, placés à trois lignes de distance l'un de l'autre, étaient beaucoup moins prononcés, celui du milieu surtout. C'était derrière le point le plus rétréci que les parois du canal offraient des traces de lésion. On apercevait d'abord, entre les brides, au-dessous de la membrane muqueuse, quelques petites inégalités, de couleur et de consistance diverses ; puis, derrière la dernière bride, on voyait une dépression considérable et oblongue, correspondant à la face inférieure de l'urètre, où se trouvaient diverses bosselures. Le tout était recouvert par une membrane muqueuse qui paraissait être parfaitement saine, aussi bien que celle de la partie mobile de l'urètre. Au-dessous de l'arcade pubienne, l'urètre était moins large que dans l'état normal. Du reste, il n'y présentait aucune trace d'altération, et sous ce rapport le fait que je présente est en contradiction avec ce qu'on a coutume d'observer. Mais, derrière ce point, dans la partie membraneuse, existaient des saillies, séparées par des dépressions, oblongues pour la plupart, et quelques-unes assez profondes, que la membrane muqueuse tapissait toutes. Il y avait donc là un commencement de ces poches ou cellules urétrales que, chez quelques sujets, on rencontre à une bien plus grande profondeur et plus développées. Au côté droit de l'orifice interne de l'urètre se remarquait une de ces petites tumeurs fongueuses dont il n'est pas rare que le col de la vessie soit le siége. Il n'y avait point de lésion à

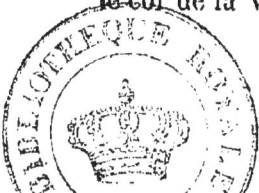

la prostate. La vessie n'offrait rien non plus de particulier, et elle ne contenait qu'une très petite quantité d'urine.

Le cas dont je viens de retracer l'histoire offre une particularité qui mérite d'être signalée. Le malade périt de la phthisie pulmonaire : il ne s'était jamais plaint des voies urinaires, et cependant l'effort de la colonne d'urine poussée par les contractions vésicales avait produit de grands désordres dans les parois de l'urètre. La position du rétrécissement et le diamètre que conservait encore le canal expliquent comment le jet de l'urine avait pu se maintenir assez gros et arrondi.

Les lésions qui ont été observées dans cette circonstance sont celles qui se manifestent avec le plus de fréquence. Cependant elles offrent des nuances ou des différences notables, qu'on doit rapporter à la durée et à l'intensité de la phlegmasie urétrale, au degré de force déployé par la vessie en se contractant, à l'étendue et à l'épaisseur du rétrécissement, enfin aux qualités de l'urine.

Les auteurs signalent, j'ai vu dans ma pratique, et l'on trouve dans les musées, notamment en Angleterre, des cas où la partie rétrécie de l'urètre avait une étendue considérable; les parois du canal sont épaissies, indurées, racornies et tellement resserrées que l'urine ne pouvait plus passer qu'après de violens efforts, et qu'il y avait pour ainsi dire impossibilité d'introduire la plus fine bougie. A l'examen des parties, on voit que les tissus sont durs, serrés, compactes, et d'un blanc de nacre; les tissus sous-muqueux et la membrane qui les recouvre sont confondus ensemble, à tel point qu'on n'aperçoit aucune trace de la disposition primitive; la structure spongieuse surtout a diminué d'une manière notable, si même elle n'a entièrement disparu, et le tissu semble n'être plus que ligamenteux, comme on peut s'en convaincre, entre autres, sur l'une des préparations du musée de Hunter. Quelquefois j'ai vu cette désorganisation

envahir uniformément toute l'étendue du point rétréci ; chez
d'autres sujets, il n'y avait que deux ou un plus grand nombre de points très malades, séparés par des intervalles qui
l'étaient beaucoup moins. De nombreuses différences peuvent se présenter à cet égard. Tantôt la petite cavité que
conserve l'urètre est lisse, unie, et ne diffère de ce qu'elle est
dans l'état normal que par un calibre moins considérable ;
tantôt, au contraire, cette surface est granulée, inégale,
ainsi qu'on le remarque dans l'une des pièces du musée de
Hunter, où la surface granulée a près d'un pouce.

Dans un cas rapporté par le docteur Nick, la portion
membraneuse de l'urètre était transformée en une sorte de
cordon ligamenteux. Dans un autre, dont parle M. Rayer, le
rétrécissement existait au milieu du bulbe, et avait deux à
trois lignes de longueur. Il dépendait d'un petit engorgement du tissu spongieux, situé sur le côté gauche du canal.
Les engorgemens partiels des parois urétrales produisant
des rétrécissemens sont rares en cet endroit, tandis qu'on
les rencontre fréquemment dans la portion spongieuse. Je
traite en ce moment deux malades qui en sont atteints. Chez
tous deux, la tumeur est circonscrite ; elle envahit, chez l'un,
toute la face inférieure de l'urètre ; chez l'autre, quoique
fort saillante, elle est située au côté gauche du canal, et
n'occupe qu'un point ; c'est surtout après qu'on a introduit
une bougie qu'elle fait saillie.

Il est des circonstances où les parois urétrales se racor-
nissent, en même temps qu'elles perdent leur élasticité, à
tel point que l'émission de l'urine et le passage des sondes et
des bougies peut offrir des difficultés ; on dirait que l'instrument glisse dans un canal sec. J'ai vu plusieurs fois cette
disposition, sans pouvoir l'étudier sur le cadavre. Ch. Bell en
a eu l'occasion ; mais il ne donne aucun détail propre à
mettre sur la voie d'apprécier la nature de l'altération. Il se
borne à dire que l'urètre était dur et tendu comme une

2.

corde à la face inférieure du pénis. Suivant lui, un écoulement abondant aurait lieu dans quelques-uns de ces cas : je
n'en ai point observé dans la plupart de ceux qui se sont
offerts à moi, lorsque les parties n'avaient pas été violentées
par les manœuvres du cathétérisme ou autrement. Mais, à
la suite de violences répétées, de nombreuses et longues
cautérisations, il n'est pas rare de voir des écoulemens abon-
dans. C'est alors aussi qu'on remarque les rétrécissemens
longs et durs, à surface inégale, et accompagnés d'altérations de texture. Les auteurs n'ont pas assez tenu compte
des influences exercées par les méthodes curatives. Or, lorsqu'on se livre à des recherches d'anatomie pathologique, il
faut soigneusement distinguer les rétrécissemens qui ont été
soumis à des traitemens de ceux qui sont vierges.

Dans plusieurs cas que j'ai rencontrés, et dans un autre
dont M. Rayer a donné le dessin, on voyait la surface
interne de l'urètre recouverte d'une couche jaunâtre,
plus ou moins épaisse, faisant corps avec la membrane
muqueuse, qui était rugueuse. On a considéré cet état
comme une infiltration de matière tuberculeuse, qui ne se
borne même pas à la membrane, et s'étend aux tissus
sous-jacens, lesquels perdent alors leur souplesse et leur
élasticité.

Il est digne de remarque qu'on a souvent confondu les
rétrécissemens fibreux ou calleux avec les rétrécissemens
valvulaires épaissis, indurés, allongés. A la vérité, la distinction entre ces deux espèces de coarctations est difficile à
établir sur le vivant, et même sur le cadavre, ce qui, pour
ce dernier cas, tient peut-être à ce que les observations ne
sont pas suffisantes, car on s'est généralement borné à un
examen assez superficiel. Dans l'état actuel de la science,
ce n'est que par ce qu'on observe pendant le traitement qu'on
peut nettement distinguer durant la vie les rétrécissemens
appelés fibreux ou calleux, qui montrent alors des caractères

spéciaux, indépendamment des données qu'on déduit de leur siége. J'ai déjà dit qu'ils occupent la partie mobile de la verge, depuis le gland jusqu'au devant du bulbe, tandis que les rétrécissemens valvulaires allongés, indurés, se trouvent spécialement à la courbure de l'urètre. Ce qui distingue surtout les rétrécissemens fibreux, aux yeux du praticien, c'est la résistance qu'ils opposent à l'emploi des moyens de dilatation ; ils ne sont pas dilatables, notamment lorsqu'ils ont acquis un grand développement, ou du moins la dilatation momentanée qu'on parvient à obtenir ne dure pas ; peu de temps après qu'on a cessé l'usage des moyens dilatans, les parois urétrales sont tout autant et même plus resserrées qu'auparavant. Au contraire, les rétrécissemens valvulaires situés au-dessous de l'arcade pubienne se laissent dilater, et cette dilatation, conduite d'après les règles sanctionnées par l'expérience, se soutient, au moins pendant long-temps. C'est donc parce qu'on a confondu ensemble ces deux espèces, si différentes, de coarctations, que nous trouvons dans des auteurs très estimés l'indication de rétrécissemens fibreux à la réunion des parties membraneuse et bulbeuse de l'urètre.

II. *Lésions organiques qui sont les effets ou les suites des rétrécissemens urétraux.*

Si les ouvertures des cadavres n'ont point été aussi utiles qu'on pouvait l'espérer pour faire connaître la formation, la marche et la nature des rétrécissemens considérés dans le point même où ils existent, elles ont au moins procuré des données très précises sur les désordres généraux et locaux qui en peuvent être la conséquence directe ou indirecte. Ces lésions secondaires varient à l'infini, aussi bien que les troubles et les désordres qu'elles entraînent. Mais, à l'excep-

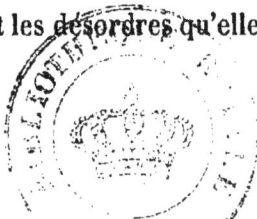

tion d'un petit nombre de cas, elles ne déterminent pas d'accidens immédiats propres à éveiller l'attention. C'est pour
cette raison sans doute qu'on s'en est moins occupé que de
la rétention d'urine par exemple, dont les effets frappent
par leur gravité et leur marche rapide. Cependant elles font
périr un plus grand nombre de personnes que la rétention
d'urine elle-même.

Comme ces lésions fournissent d'utiles inductions pour le
diagnostic et le traitement, je vais examiner les principales
d'entre elles, dans l'exposition desquelles je suivrai en grande
partie l'ordre topographique. On pourrait cependant les partager en plusieurs groupes ; car les unes siégent à peu de distance du rétrécissement, tandis que les autres en sont plus ou
moins éloignées, et parmi les premières il en est qu'on peut
rapporter à une sorte d'ampliation mécanique du canal et
des divers conduits qui y aboutissent, au lieu que les autres
résultent de la prolongation et de la propagation du travail
inflammatoire. Mais je négligerai cette différence. C'est ici
surtout qu'il faut tenir compte d'une distinction à laquelle on
n'a point eu égard, car elle rend raison des différences nombreuses qu'on observe dans les divers cas. Deux états de la
vessie peuvent exister chez les sujets atteints de rétrécissemens. Tantôt les parois du viscère sont épaissies, hypertrophiées, et possèdent un pouvoir expulsif considérable ;
tantôt, au contraire, l'inverse a lieu, c'est-à-dire qu'il y a
plutôt atrophie qu'hypertrophie, l'organe se contractant d'une
manière faible, et parfois moins que dans l'état normal. Or,
comme les chocs souvent répétés de la colonne d'urine contre
les parois urétrales ont une grande portée dans la production des désordres dont les parties situées derrière le rétrécissement deviennent le siége, on conçoit que, toutes choses
égales d'ailleurs, ces désordres seront d'autant plus prononcés que la vessie possédera une puissance contractile
plus énergique. On comprend aussi que, dans le cas op-

posé, ils seront moindres, et pourront même manquer.
C'est un fait que j'ai eu plusieurs occasions de vérifier;
seulement la cause de cette différence ne me frappa pas
sur-le-champ.

1° *Phlegmasie de la membrane muqueuse derrière le*
rétrécissement. — Si l'on tient compte des chocs réitérés de
l'urine contre les parois urétrales et des efforts expulsifs
sans cesse renouvelés par les contractions toujours crois-
santes de la vessie, on n'aura pas de peine à concevoir que
la partie du canal sur laquelle portent ces chocs et ces efforts finisse par devenir le siége d'une phlegmasie, quelquefois assez intense, et l'on ne sera pas surpris non plus de ce
que l'ouverture des cadavres constate des lésions nombreuses
de tissus à la suite de cet état morbide prolongé. Le simple
contact de l'urine, auquel ces désordres ont été parfois at-
tribués, ne me paraît pas, durât-il même fort long-temps,
suffisant pour produire de tels effets, quand le liquide ne
s'échappe pas de son réservoir ou du canal destiné à lui livrer passage ; car l'urine n'irrite point la membrane muqueuse de l'urètre, du moins dans l'état normal.

Je n'insisterai pas ici sur l'écoulement qui accompagne
presque toujours les rétrécissemens organiques. Je dirai
seulement qu'il vient moins du lieu même où siége la coarctation, que des portions de l'urètre situées en arrière, et que je
ne saurais partager l'opinion de ceux qui pensent que les mu-
cosités contenues dans l'urine, ou rendues dans l'intervalle
des besoins d'uriner, tirent leur origine de la prostate tuméfiée.
A la vérité, comme il n'est pas rare que la partie prostatique
de l'urètre offre des traces de phlegmasie, la prostate elle-
même augmente fort souvent de volume, et quelquefois aussi
devient un foyer d'abcès, comme le prouvent les ouvertures
cadavériques et les préparations que l'on conserve dans les
musées, notamment en Angleterre. Mais il n'en est pas
moins avéré qu'une connexion nécessaire et constante n'a

point lieu entre ces deux ordres de phénomènes, et que les écoulemens qui accompagnent en général les coarctations organiques viennent de la membrane muqueuse elle-même qui tapisse les portions de l'urètre situées derrière le rétrécissement. Tout ce qu'on a écrit sur la sensibilité excessive de la membrane étalée à la surface du point rétréci est démenti tant par les sensations du malade que par l'inspection cadavérique. Il est digne de remarque, en effet, qu'à mesure qu'un rétrécissement fait des progrès, la phlegmasie qui l'avait précédé semble se déplacer, et qu'on en trouve toujours des traces plus évidentes derrière la coarctation qu'à la surface et dans l'étendue de cette dernière elle-même.

Lorsque l'écoulement a été fort abondant, on découvre dans l'urètre les vestiges ordinaires des phlegmasies. Ces traces sont, en général, d'autant plus profondes et plus étendues que l'inflammation s'est montrée plus long-temps persistante à un certain degré d'intensité.

Parmi ces traces, on cite les rougeurs et les ramollissemens de la membrane muqueuse. Home, par exemple, parle d'un homme de cinquante à soixante ans, qui mourut des suites d'une rétention d'urine; on trouva la vessie très distendue par un liquide noirâtre; l'inflammation régnait au col et à la prostate; il y avait vers la courbure de l'urètre un rétrécissement derrière lequel un caillot de sang, long d'un pouce, remplissait complétement le canal. J'ai bien eu occasion quelquefois d'observer de légères rougeurs, mais jamais je n'ai rencontré la membrane mollasse et tombant pour ainsi dire en lambeaux, état par lequel M. Lallemand dit avoir été conduit à employer le caustique, dans la vue de tarir les écoulemens opiniâtres qui parfois persistent, long-temps même encore après qu'on a obtenu la dilatation des rétrécissemens.

Indépendamment des rougeurs, il n'est pas rare de rencontrer des éraillures, des destructions, des ulcérations plus ou moins étendues. Dans une pièce conservée au musée de Hunter, on voit, à la partie membraneuse de l'urètre, une ulcération qui donnait passage à l'urine : il y avait quatre rétrécissemens, et le canal était malade dans presque toute son étendue. Plusieurs autres pièces de la même collection offrent aussi des ulcérations plus ou moins larges de la partie de l'urètre située derrière la coarctation, et qui ont été suivies d'abcès, de fistules urinaires. L'une des préparations de l'hôpital Saint-Georges à Londres se fait remarquer par un rétrécissement à la courbure de l'urètre, derrière lequel apparaissent des stries, des rugosités, outre des déviations considérables du canal à la région prostatique, et une barrière très épaisse à la circonférence de l'orifice vésical. Une autre présente aussi des stries, des rugosités, à la partie de l'urètre située derrière la coarctation : les parois de la partie membraneuse sont très épaissies, la prostate et la vessie hypertrophiées ; le rétrécissement existait à la courbure, au-devant de laquelle commence une fausse route. Sur une troisième pièce de la même collection, où l'on voit un rétrécissement à la courbure urétrale, le col de la vessie et la partie membraneuse du canal sont détruits ; il y a un abcès à la prostate, et, par suite, une vaste cavité entre le col vésical et le rectum, outre un autre abcès qui s'ouvrait au côté gauche du périnée.

J'ai vu divers cas dans lesquels la membrane muqueuse était en quelque sorte percée à jour comme un crible. Chez certains sujets, ces petites ouvertures de la face interne de l'urètre donnent passage à l'urine, et finissent par devenir les orifices de fistules nombreuses qui aboutissent soit au périnée, soit au scrotum, et à des distances plus ou moins grandes. Sur une des préparations du cabinet de Hunter, on ne compte pas moins de quatorze fistules ouvertes à l'intérieur. Mais ce ne sont là que des cas exceptionnels. La plupart du temps, en effet, la face interne de l'urètre n'offre qu'une seule perforation, plus ou moins éloignée de la partie postérieure du rétrécissement.

Charles Bell cite plusieurs cas où l'ulcération avait détruit la membrane muqueuse du canal. Dans l'un, celle-ci était fortement enflammée et ulcérée sur plusieurs points; la prostate contenait du pus; une ulcération située derrière le rétrécissement permettait à l'urine de s'échapper dans le scrotum, qui était gangréné. Dans un autre cas, l'ulcération de l'urètre produisit une fistule; mais toute la partie du canal postérieure au rétrécissement avait été détruite. Dans un troisième, la vessie, l'urètre et le rectum étaient envahis par l'ulcération. Le même auteur a vu un malade atteint d'un rétrécissement derrière lequel se trouvait un ulcère livrant passage à l'urine qui, au lieu de s'épancher à travers le périnée, pénétrait dans les corps caverneux, et rendait la verge plus volumineuse que le scrotum. A l'ouverture d'un autre corps, il rencontra, derrière un fort rétrécissement, une ulcération, avec abcès dans les corps caverneux, et sans communication avec l'urètre; le scrotum et le périnée étaient frappés de mort. Dans un cas, remarquable sous d'autres rapports, on trouva les corps caverneux très développés; la surface de l'urètre derrière le rétrécissement, qui était situé à deux pouces du méat, et jusqu'au col de la vessie, était plissée longitudinalement; on aurait dit en certains endroits un lacis de fibres musculaires très développées.

Divers auteurs parlent de lymphe coagulable déposée à la surface de la membrane muqueuse, sous la forme de filamens, et quelquefois en quantité suffisante pour obstruer le canal.

Les opinions relatives à ces dépôts ne sont pas suffisamment arrêtées, et de nouvelles observations me paraissent nécessaires à cet égard. J'ai vu à Londres diverses préparations qui en peuvent servir d'exemples. Il y en a une, entre autres, à l'hôpital Saint-Georges qui mérite d'être remarquée sous plusieurs rapports; un abcès existe au col de la vessie; l'orifice interne de l'urètre est entièrement détruit : on y voit des excavations profondes, des filamens isolés, s'étendant d'un point à un autre et établissant des espèces de ponts; les parois de la vessie sont hypertrophiées, et la face interne du viscère est incrustée de lymphe.

2° *Abcès dans les parois de l'urètre.* — La destruction de la membrane muqueuse qui tapisse les portions membraneuse et prostatique du canal, spécialement les cellules urétrales, quand il s'en produit, entraîne le développement d'abcès urinaires. Ces suites si fréquentes des difficultés prolongées d'uriner, constituent un point important de l'histoire des rétrécissemens.

3° La *dilatation* du point de l'urètre situé derrière le rétrécissement varie beaucoup. Elle peut, non-seulement être simple ou compliquée d'autres états morbides, mais encore présenter une infinité de degrés, depuis celui où l'on s'en aperçoit à peine, jusqu'à celui où le canal est devenu assez ample pour pouvoir loger un corps ayant le volume d'un œuf de poule. J'ai dit, dans mes ouvrages précédens sur la lithotritie, que l'excavation qui résulte de là avait été prise quelquefois pour la vessie elle-même. Dans un cas, rapporté par M. Brodie, elle donnait lieu à une tumeur ayant le volume d'une orange, et réellement comparable à une seconde vessie; comme le malade avait une rétention d'urine, on fit la ponction de la tumeur périnéale, et l'urine continua de passer par cette voie pendant tout le temps qui fut employé à dilater l'urètre.

Je n'ai pas le projet sans doute de rapporter ici tous les cas connus de cette disposition anormale. Cependant je crois devoir citer en peu de mots les deux suivans, que j'ai observés à Londres, dans la collection de l'hôpital Saint-Georges. Sur l'une des pièces on remarque, au col de la vessie, une barrière très saillante et fort peu épaisse, sans hypertrophie

notable de la prostate, mais avec dilatation considérable
de la partie prostatique de l'urètre, qui d'ailleurs est
saine : une autre dilatation, plus considérable encore, existe
à la partie antérieure du canal, qui est très lisse. Ici,
il n'y a point de rétrécissement; mais, *pendant la vie*, la
bride située derrière la crête urétrale a pu faire croire qu'il
en existait un dans la partie profonde du canal. Sur l'autre
pièce, deux calculs sont arrêtés dans l'urètre, au devant du
bulbe, derrière un rétrécissement : il y a un élargissement
considérable des parties prostatique et membraneuse du
canal, dont la première offre en outre de nombreuses cellules, communiquant pour la plupart avec deux larges
excavations situées à la partie inférieure et postérieure du
corps de la prostate, qui est réduite à l'état d'atrophie. Ces
cellules renferment plusieurs calculs. Deux fausses routes
avaient été faites au col de la vessie. M. Rayer a cité aussi
un sujet chez lequel la partie membraneuse de l'urètre était
assez dilatée pour pouvoir loger une grosse noix ; mais ici
il y avait destruction complète de la membrane muqueuse,
et les parois de la poche présentaient une série de filamens
d'un gris noirâtre, rapprochés les uns des autres, et faciles
à déchirer.

Quoiqu'il se soit offert un assez grand nombre de cas
où la dilatation était réellement énorme, cependant les
faits dont j'ai moi-même été témoin sous ce rapport ne
viennent point à l'appui des opinions reçues, puisqu'ils établissent, au contraire, que l'ampliation peut avoir lieu sans
lésion de tissus, sans destruction des parois urétrales. D'ailleurs, quelques-unes des malades auxquels je fais allusion se
trouvaient attaqués aussi de la pierre dans l'urètre : or la
présence d'un corps étranger était bien propre à provoquer
les lésions mentionnées par les auteurs, qui, du reste, n'ont
guère été admises qu'à titre d'inductions d'un fait inexact,
puisqu'on croyait les parois de la partie membraneuse de l'u-

rètre privées d'extensibilité, tandis qu'elles jouissent de cette propriété à un très haut degré.

En avril 1841, il s'est présenté dans le service des calculeux un homme de trente-six ans, que des souffrances anciennes avaient réduit à une maigreur extrême, accompagnée d'un état d'hébétude qui ne lui permit pas de nous faire connaître l'histoire complète de ses souffrances. Mais ce qu'on avait sous les yeux suffisait pour faire comprendre qu'il n'y avait rien à espérer des ressources de la chirurgie; ce malade succomba en effet peu de temps après. On trouva dans les poumons des tubercules ramollis et suppurés : les reins, dont le gauche était désorganisé, contenaient des abcès; la vessie, dont les parois étaient épaissies et la capacité diminuée, offrit une pierre du volume d'un gros œuf. La partie membraneuse de l'urètre, dont la capacité égalait au moins celle de la vessie, renfermait plusieurs calculs pour ainsi dire libres; il n'y avait ni ulcérations, ni abcès aux parois de cette cavité; la partie prostatique était dilatée aussi chez ce malade; il n'existait pas de rétrécissement; ce n'était pas non plus les calculs qui avaient écarté, en grossissant, les parois urétrales, puisqu'ils étaient libres et mobiles. Ce fait se rapproche beaucoup de plusieurs autres que j'ai rapportés dans le Traité de l'affection calculeuse.

Dans le plus grand nombre des cas, la dilatation anormale de l'urètre est bornée à la partie membraneuse. J'en ai cependant vu un où le rétrécissement siégeait près du gland, et où toute la partie du canal située derrière était dilatée. Shaw parle aussi d'un rétrécissement voisin du gland, à la partie postérieure duquel le canal avait acquis assez de largeur pour admettre le doigt, quoique sa structure n'offrît rien d'anormal, et que sa surface interne fût lisse et douce au toucher.

Si l'on se représente la force expulsive dont la vessie jouit, surtout quand ses parois ont acquis un grand développement, et si l'on tient compte de l'obstacle que l'urine ainsi poussée rencontre dans un point de l'urètre que la maladie a rendu plus dense et plus résistant, on s'explique sans peine, non-seulement l'ampleur qu'acquiert la portion du canal située derrière le rétrécissement, mais encore les différences qu'offre la dilatation. Celle-ci, toutes choses égales d'ailleurs, est d'autant plus considérable que la vessie possède une force expulsive plus grande, et que le rétrécissement oppose davantage de résistance à la sortie du liquide.

L'ampliation des follicules muqueux qui avoisinent le col de la vessie et celle des canaux qui s'ouvrent dans l'urètre, c'est-à-dire des conduits spermatiques et prostatiques, sont en général aussi le résultat de la même cause, bien qu'elles dépendent également de l'irritation permanente dont les parties sont le siége. Ces diverses dilatations sont plus fréquentes et poussées souvent plus loin qu'on ne le pense, car ce n'est pas seulement la partie membraneuse ou la partie spongieuse de l'urètre qui se trouve atteinte, et la portion prostatique offre parfois les mêmes altérations, qui peuvent d'ailleurs devenir assez profondes pour amener la destruction, au moins partielle, de la prostate.

Beaucoup d'auteurs ont attribué à la dilatation de l'urètre l'incontinence et plusieurs autres désordres dans l'excrétion de l'urine, qui accompagnent fréquemment les rétrécissemens. Une telle opinion ne saurait être soutenue aujourd'hui, l'expérience ayant suffisamment prouvé que ces divers troubles de la fonction dépendent d'autres causes.

4° *Cellules urétrales.* — C'est par l'effet des altérations ou des destructions plus ou moins étendues de la membrane muqueuse que se forment les cellules ou poches urétrales, qu'on observe fréquemment, surtout dans la portion membraneuse du canal. Ces poches varient sous le rapport de la forme, du nombre et du volume. En général, elles ont une forme ovalaire. C'est à la face inférieure et sur les côtés des parois de l'urètre qu'on les rencontre le plus communément. Elles sont la plupart du temps recouvertes d'une membrane lisse, et tout porte à croire que le malade peut vivre long-temps avec une semblable anomalie.

Il s'est présenté, dans le service des calculeux, un phthisique affecté en même temps d'une maladie des organes urinaires contre laquelle on avait employé sans succès divers traitemens, ce qui fit croire que la vessie pouvait contenir un corps étranger. Un examen attentif me convainquit qu'il n'y avait point de pierre; mais il existait une petite fistule urinaire à un pouce du gland; l'urètre était excessivement irritable, et ne pouvait admettre qu'une sonde du plus petit calibre. Tout traitement se trouvait contr'indiqué par l'état de la poitrine, le malade passa dans un service de médecine, où il succomba. On reconnut, à l'ouverture du corps, qu'à l'endroit correspondant à l'orifice interne de la fistule urétrale, les parois du canal étaient plus épaisses et plus dures, et que, dans tous les points traversés par la fistule, elles étaient converties en un tissu blanc, très consistant, d'une texture fort serrée. L'urètre était rétréci, resserré dans toute son étendue, à l'exception du voisinage de la prostate, où existaient plusieurs poches urétrales, dont une, du côté gauche, et beaucoup plus profonde, s'étendait entre la prostate et le rectum. L'orifice de cette poche était triple, ou plutôt trois ouvertures, séparées par deux petites bandes, l'une transversale et l'autre oblique de dehors en dedans et d'avant en arrière, communiquaient dans la cavité. Les autres poches, plus petites, n'avaient chacune qu'une ouverture arrondie, mais dirigée d'avant en arrière. Cette disposition, presque constante dans les cellules urétrales, est d'autant plus remarquable, qu'elle se trouve pour ainsi dire en opposition avec la direction de l'effort auquel on les attribue.

5° *Ruptures et déchirures de l'urètre*. — Dans quelques cas, la partie de l'urètre située derrière l'obstacle conserve les traces d'une déchirure récente, à travers laquelle l'urine a fait irruption dans le tissu cellulaire, qui par là se trouve frappé de mort en peu d'instans et dans une étendue parfois considérable. J'ai eu quelques occasions d'observer ces cas graves, dont les auteurs citent plusieurs exemples, et sur lesquels il importe d'appeler de nouveau l'attention des chirurgiens.

Les déchirures ou crevasses de l'urètre varient, eu égard à leur forme, à leur étendue, à leur direction, au point qu'elles occupent, et aux accidens qu'elles entraînent. Elles ont quelquefois lieu d'une manière spontanée, mais bien plus souvent elles sont favorisées et en quelque sorte amenées par un état inflammatoire de la membrane muqueuse urétrale, dont l'ouverture du cadavre révèle l'existence. On trouve, en effet, cette membrane parsemée de points plus rouges et plus minces; quelques praticiens anglais y ont découvert aussi des séries de très petits abcès, auxquels ils ont attribué une grande influence, soit sur la production des écoulemens urétraux, soit sur la formation de dépôts urineux plus ou moins considérables et plus ou moins éloignés des parois urétrales. Ces déchirures ont leur siége spécial dans la partie membraneuse de l'urètre.

6° *Altérations des parois urétrales au-devant du rétrécissement.* — Ce n'est pas seulement derrière la coarctation, sur la partie du canal contre laquelle agissent les contractions vésicales, qu'on observe des altérations organiques; on peut seulement dire que les altérations sont plus fréquentes là qu'ailleurs. J'aurai plus d'une fois occasion de signaler des lésions plus ou moins profondes de l'urètre, surtout au voisinage du gland, qui sont la suite de maladies organiques du col de la vessie et de l'affection calculeuse. On en observe aussi d'analogues dans certains rétrécissemens considérables, avec altération des parois au devant de la coarctation. Elles ne peuvent être attribuées qu'à la sympathie ou à la continuité des tissus, puisqu'il n'y a pas de cause morbide qui agisse sur les parties du canal où elles ont fixé leur siége. Charles Bell a donné le dessin d'un cas dans lequel existait une ulcération qui avait détruit une partie du gland. L'urètre présentait trois rétrécissemens, l'un derrière le bulbe, et les deux autres antérieurs, très rapprochés l'un de l'autre, à peu de distance de la fosse naviculaire. Dans un autre cas, relaté et figuré également par cet auteur, il y a une circonstance qui frappe, c'est la dilatation énorme de la partie de l'urètre située au-devant du rétrécissement. Ce fait, qui n'est pas absolument rare, contredit d'une manière formelle l'opinion de ceux qui ont prétendu que l'urètre tendait à se rétrécir quand il n'était pas distendu par la colonne du liquide. Ces sortes de dilatations au devant d'un rétrécissement unique, et celles qui existent entre deux rétrécissemens, dont le plus considérable est le plus voisin du col vésical, sont l'effet d'un état morbide encore peu connu. On a vu aussi l'urètre ulcéré au-devant d'une coarctation. Dans ce cas et autres analogues, une question se présente : L'ulcération a-t-elle précédé le rétrécissement, à la production duquel elle aurait concouru, ou bien est-elle une conséquence de l'état morbide et du rétrécissement lui-même ? La plupart des praticiens considèrent l'ulcération comme la cause déterminante de la coarctation. L'analogie avec ce qui arrive dans les lésions situées en arrière de celle-ci me porte à croire que la seconde supposition est la plus vraisemblable. Du reste, ces altérations peuvent avoir lieu quel que soit le siége du rétrécissement. Dans l'un des cas cités par Ch. Bell, l'ulcération occupait le collet du gland, et dans un autre elle se voyait immédiatement au-devant de la courbure. Il y a des circonstances où elle établit son siége au point rétréci lui-même, et à cette occasion je ferai remarquer qu'on ne la comprend pas mieux là qu'au-devant, car les changemens qui s'opèrent dans les parois urétrales, pour amener leur res-

3

serrement, sont précisément inverses de ceux qui tendent à y établir une solution de continuité par érosion, telle que celle qui caractérise les ulcères.

7° *Lésions de la prostate.* — On a fait jouer aux rétrécissemens de l'urètre un très grand rôle dans le développement des tuméfactions et des diverses maladies de la prostate, et l'on s'est fondé pour cela sur les désordres profonds dont la glande porte les traces lorsque les malades ont succombé aux suites médiates ou immédiates de l'affection primitive du canal. C'est un fait que les autopsies et les préparations conservées dans les musées mettent en complète évidence. Il me paraît d'autant plus nécessaire d'insister sur ce point, que les lésions prostatiques co-existantes avec les rétrécissemens, qu'elles soient effet ou simplement coïncidence, exercent une influence puissante sur la production des phénomènes morbides, sur la gravité de la maladie, sur l'application et sur le résultat des moyens curatifs. Toutefois je dois me borner ici à des remarques générales et à l'énoncé de quelques ouvertures de cadavres, soit anciennes, soit récentes, puisque je me suis déjà longuement occupé des maladies de la prostate dans le second volume de mon Traité des maladies des voies urinaires. Je ne les considérerai ici qu'à titre d'une des plus graves complications des coarctations urétrales.

J'ai cherché, dans ce Mémorie, à établir : 1° que la prostate est susceptible de prendre un grand développement, que la glande entière peut se gonfler, tantôt d'une manière uniforme, et tantôt inégalement, mais qu'en général la tuméfaction est partielle, et qu'elle affecte une prédilection manifeste pour le point que divers auteurs ont désigné sous le nom de moyen lobe ; 2° que l'intumescence totale ou partielle, régulière ou irrégulière, fait subir à la partie profonde de l'urètre des changemens de forme et de direction dont la connaissance est de la plus haute importance pour les praticiens. Les faits que j'ai observés, rapprochés de ceux qu'on trouve dans les auteurs, ne laissent aucun doute à cet égard. Depuis la publication de mon second volume, j'ai visité les musées de Londres, où se trouvent des préparations du plus haut intérêt. En mettant ces pièces en regard de ce que j'ai moi-même observé, j'ai fait quelques rapprochemens qui me paraissent utiles.

La plupart des pièces que j'ai examinées à Londres confirment l'exactitude de l'opinion la plus généralement admise, qu'avaient établie les faits anciens, ceux, en grand nombre, qui se sont offerts à moi, et d'autres qu'on trouve dans les ouvrages récens, savoir que la partie médiane et postérieure de la glande est la plus disposée à se tuméfier. Cette tuméfaction peut acquérir un développement considérable, et donner lieu, au col ou dans l'intérieur de la vessie, tantôt à une saillie ovoïde ou à une sorte de mamelon plus ou moins prononcé, tantôt à une tumeur plus ou moins pyriforme, quelquefois régulière, parfois très inégale, avec des anfractuosités et des sillons. Les cas dans lesquels on voit une tumeur peu développée sont très nombreux, et font connaître les divers degrés de la maladie prostatique, ainsi que les différens modes de déviation commençante de l'orifice interne de l'urètre. Les pièces offrant les mêmes lésions très développées ne sont pas rares non plus. On voit à l'hôpital Saint-Georges le lobe moyen de la prostate faisant, dans l'intérieur de la vessie, une saillie considérable, de chaque côté de laquelle sont creusés deux sillons; cette tumeur, légèrement aplatie d'avant en arrière, se termine à droite, et surtout à gauche, par un mamelon ; sur le devant, elle envoie encore un prolongement en relief jusqu'à la courbure de l'urètre : la partie prostatique du canal présente un évasement, et change de direction en arrière : la plus grande partie du trigone se trouve recouverte par la tu-

3.

meur ; il y a une dépression considérable du bas-fond de la vessie.

Les cas de ce genre ne sont pas rares, et j'en ai décrit plusieurs. On en voit d'autres dans le musée de Hunter, qui appartiennent à la même catégorie, avec des nuances. Chez un sujet, la prostate est considérablement engorgée, et le moyen lobe forme une grande saillie dans la cavité de la vessie. Chez un autre, mort de rétention d'urine, la prostate était engorgée ; la tumeur produite par le moyen lobe remplissait l'orifice de l'urètre, et faisait saillie dans l'intérieur de la vessie, près du col de laquelle existait un calcul. Chez un troisième, l'engorgement du corps de la prostate forme une saillie en avant, d'où il résulte une sorte de cul-de-sac entre la vessie et l'urètre ; les conduits prostatiques renferment de petites concrétions calculeuses. Chez un quatrième, la tumeur formée par le corps de la prostate engorgé a été lacérée par le passage de la sonde. Une pièce attire surtout les regards par une tumeur pyriforme de grande dimension, qui se dirige en arrière vers l'intérieur de la vessie, et sur les côtés de l'insertion de laquelle on remarque des lacérations produites par la sonde, qui passait tantôt à droite et tantôt à gauche. Dans une autre pièce, la tumeur formée par le corps de la prostate est très volumineuse aussi et divisée en deux lobes, particularité qu'on attribue au passage des sondes durant les premiers temps de la maladie, mais qui me paraît dépendre d'autres causes, du moins dans beaucoup de circonstances, comme je l'ai dit ailleurs en traitant des tumeurs lobulées de la prostate et indiquant le mode le plus probable de leur formation.

A l'hôpital Saint-Barthélemy on voit une pièce dans laquelle une tumeur formée par l'engorgement du corps prostatique, et en relief dans l'intérieur de la vessie, a le volume d'un gros œuf d'oie ; légèrement aplatie d'avant en arrière, elle se termine par une sorte de pointe dirigée à gauche, et deux sillons la séparent des lobes latéraux ; de ces deux sillons, celui du côté droit est le plus profond.

Ce qui m'a le plus frappé dans les préparations des musées de Londres, c'est que les tumeurs formées par l'engorgement de la partie de la prostate qu'on appelle moyen lobe, et que Hunter avait décrite sous le nom de partie postérieure, est la plupart du temps aplatie d'avant en arrière. J'avais bien remarqué cet aplatissement dans plusieurs de mes propres préparations, mais je le croyais exceptionnel, tandis qu'à Londres il forme la majorité. Quoi qu'il en soit de la fréquence proportionnelle de cette disposition, il s'y rattache une des questions les plus importantes de la pathologie des voies urinaires.

Si l'on rapproche les cas nombreux observés dans les musées de Londres de ceux que j'ai cités et d'autres qu'on trouve dans des ouvrages récens, on voit que, par l'effet du développement morbide du corps de la prostate, l'orifice interne de l'urètre est susceptible de prendre une forme et une direction tout-à-fait différentes de celles qu'on observe dans l'état normal. En effet, qu'il s'agisse d'une saillie aplatie d'avant en arrière, ainsi que le montrent les préparations anglaises, ou que ce soient des replis membraneux et autres, tels que je les ai décrits dans le second volume de mon Traité, il en résulte toujours que le canal, au point de sa terminaison, à l'endroit connu sous le nom d'orifice vésical, se trouve intercepté plus ou moins brusquement par une barrière s'élevant de sa face inférieure, et changeant sa direction dans une étendue considérable, qu'on a vue portée jusqu'à plus d'un pouce. Que cette barrière soit membraneuse, musculeuse, fibreuse, ou qu'elle soit constituée par la substance même de la prostate, on n'en saurait contester l'existence, la fréquence même, puisqu'on la reconnaît sur beaucoup de sujets vivans, et que les autopsies en fournissent de nombreux exemples. Elle doit devenir la source des plus

grands malheurs pour tout chirurgien qui se décide à pratiquer le cathétérisme sans posséder à cet égard les notions
les plus précises. Quand on sonde pour un cas de rétrécissement urétral, l'écueil est presque inévitable ; les autopsies
le démontrent surabondamment. Et, en effet, on conçoit
qu'avec les sondes ordinaires, en procédant d'après les règles
établies, même dans les meilleurs traités que nous possé-
dons, non-seulement on ne peut pas contourner la tumeur et
suivre la direction anormale imprimée au conduit excréteur
de l'urine, mais encore on est conduit à donner à l'instrument une direction telle, qu'il doit nécessairement faire fausse
route. L'état que je viens d'indiquer existe rarement seul,
notamment lorsque la barrière du col vésical est formée par
l'engorgement du moyen lobe. Les lobes latéraux de la prostate, ou du moins l'un des deux, sont plus ou moins engorgés, et changent la direction de l'urètre en d'autres sens. Ce
n'est plus alors la simple déviation de l'orifice vésical de bas
en haut, et commençant à plus ou moins de distance de la
crête urétrale : cette déviation est précédée par une, deux,
ou même trois autres, mais qui sont latérales, et présentent
de nombreuses variétés, quant à leur étendue.

A l'occasion de cette sorte de bride je citerai le fait suivant : Un homme plus que septuagénaire, d'une constitution
sèche et épuisée, éprouvait depuis long-temps des difficultés
d'uriner, auxquelles se joignirent bientôt d'autres symptômes morbides. Le malade se mit entre les mains d'un des
praticiens de la capitale qui s'occupent spécialement des affections des organes génito-urinaires. L'existence d'un rétrécissement organique fut constatée, et l'on mit en usage un
traitement dans lequel la cautérisation jouait le principal
rôle. Il y eut un peu d'amélioration, et le malade partit pour
la campagne. A son retour, je fus consulté, et je m'assurai
que l'urètre était encore rétréci d'une manière notable à sa
courbure et dans une assez grande étendue. Une petite bou-

gie molle pénétrait difficilement ; elle était retenue quand
on cherchait à la retirer, et elle rapportait l'empreinte d'une
compression plus forte dans le point correspondant à la
coarctation. Le canal était d'ailleurs d'une excessive irrita-
bilité, et ce ne fut qu'après plusieurs introductions de la bougie molle qu'on put s'occuper de la dilatation proprement
dite, à laquelle on procéda avec d'autant plus de ménagement et de lenteur, que la santé débile du malade n'aurait pu
supporter une forte secousse. Au bout de quelques jours, je
reconnus, par l'emploi d'une petite sonde, que la vessie ne
se vidait pas entièrement, circonstance à laquelle je dus at-
tribuer le dépôt muqueux contenu dans l'urine, qui d'ailleurs
s'échappait involontairement pendant la nuit. C'était là le
cas de recourir aux sondes flexibles, qui eussent permis de
débarrasser la vessie et de faire des injections émollientes ;
mais comme ces instrumens, quelque mous qu'ils soient,
produisent toujours plus de douleur que les bougies, l'irri-
tabilité du canal me contraignit d'employer ces dernières.
La sensibilité s'émoussa cependant à mesure que le point
rétréci se dilatait, et l'on finit par pouvoir introduire plusieurs fois par jour une sonde flexible. L'affection catarrhale
diminua, ainsi que la fréquence des besoins d'uriner et les
efforts déterminés par eux. Je m'étais aperçu que la prostate avait acquis plus de volume et de consistance, ce qui
rendait le passage de la sonde difficile et même douloureux,
surtout lorsqu'on ne conduisait pas l'instrument avec pré-
caution : il arriva même plus d'une fois que le malade et son
gardien ne purent le faire pénétrer ; la vessie éprouvait alors
une distension pénible, et l'on voyait aussitôt reparaître tous
les accidens primitifs. C'est ce qui me détermina à laisser
une sonde en place, au moins pendant la nuit. Le malade la
supporta mieux qu'on ne s'y attendait. J'avais employé, il est
vrai, les sondes courbées, qui fatiguent la prostate beaucoup moins que les autres. Le résultat fut satisfaisant, et la

vessie recouvra bientôt sa contractilité, au point même que
l'urine coulait entre les parois du canal et la sonde, qu'on ne
pouvait cependant essayer d'enlever sans que la dysurie re-
parût aussitôt. Quelque temps après, un catarrhe pulmonaire
mit fin aux jours du malade. A l'ouverture du corps, on reconnut l'ossification des gros vaisseaux, un épanchement
pleurétique et une atrophie des reins, qui contenaient beaucoup de petits graviers. Les parois vésicales étaient fort
épaissies : la tunique musculeuse, hypertrophiée, formait,
dans l'intérieur du viscère, un entrecroisement de colonnes
charnues très saillantes et séparées par des intervalles irré-
guliers, dans lesquels la membrane muqueuse produisait une
série de dépressions de grandeur et de forme variées. Cette
dernière membrane était d'un rouge noir ou bleuâtre, mais
sans altérations de texture, si ce n'est au voisinage du col
vésical, où l'on apercevait plusieurs végétations, dont les
plus grosses ressemblaient à des pois et les plus petites à des
grains de millet. Vers la partie inférieure de l'orifice interne
de l'urètre se trouvait un repli étendu d'un lobe latéral de la
prostate à l'autre. C'est ce repli, très élevé, qui s'opposait au
passage de la sonde quand on ne relevait pas assez le bec. On
le coupa du bord libre à la base, en prolongeant l'incision
de manière à diviser une partie de la prostate. Tout le corps
de cette glande était tuméfié et fort dur. La crête urétrale
était affaissée, mais sans lésion manifeste. L'urètre, ouvert
dans toute sa longueur, ne présenta qu'un épaississement
de ses parois à la courbure sous-pubienne, et sur une
étendue d'environ sept lignes. On ne devait pas s'attendre
à le trouver rétréci, puisque le malade portait depuis plusieurs mois des sondes volumineuses. Ainsi, la lésion la
plus remarquable existait à l'orifice interne de l'urètre. Elle
consistait en fongosités, en végétations, et en un repli transversal, que j'ai rencontré fort souvent, mais jamais aussi
prononcé. Ce qui m'a frappé aussi dans cette autopsie, c'est

l'induration du tissu cellulaire environnant le col vésical ; ce tissu craquait sous le bistouri. Cette induration n'est pas rare chez les vieillards, surtout lorsqu'ils ont long-temps souffert. Elle est telle quelquefois qu'on a de la peine à diviser les tissus.

Lorsqu'un des lobes latéraux de la prostate est tuméfié, il fait saillie dans l'urètre, de telle sorte que la partie correspondante de celui-ci décrit une courbure dont la concavité regarde le lobe tuméfié. Cette sorte de déviation latérale de l'urètre n'est pas rare. Je l'ai vue, entre autres, chez un homme qui avait le côté droit de la prostate plus gros que le gauche : l'instrument, parvenu en cet endroit, ne pénétrait dans la vessie qu'autant qu'on avait soin d'en diriger fortement l'extrémité à gauche. J'ai constaté une disposition semblable à l'ouverture du corps d'un autre sujet. Enfin le cas suivant, que je crois devoir rapporter tout entier, en offre un remarquable exemple.

En 1834, je fus appelé pour sonder un octogénaire qui, depuis plusieurs jours, ne pouvait pas uriner. D'autres praticiens fort habiles avaient déjà fait d'inutiles tentatives pour introduire une sonde. Une hydrocèle considérable et une hernie du côté gauche formaient une tumeur qui descendait jusqu'à la réunion du tiers supérieur de la cuisse avec les deux tiers inférieurs. La verge était fortement déjetée du côté opposé. La vessie, distendue par l'urine, produisait, à la région hypogastrique, une tumeur dure, rénitente et s'élevant jusqu'à l'ombilic. L'urine ne sortait que par gouttes, mais à des intervalles rapprochés. Les angoisses étaient extrêmes ; il y avait de la fièvre et du délire : le malade était plongé dans un assoupissement comateux. Les observations que j'avais déjà faites sur les effets des tumeurs situées au voisinage de l'urètre me firent penser qu'il n'y avait pas là de rétrécissement proprement dit, et que l'obstacle au passage de la sonde dépendait de courbures anormales du canal, dont la

première devait se trouver au côté droit. En effet, la sonde
pénétrait aisément jusqu'à la courbure, mais il aurait été impossible de la pousser plus loin sans perforer l'urètre et arriver au côté gauche de l'excavation pelvienne, en dehors de
la vessie. J'écartai la difficulté en relevant la tumeur scro-
tale, et la rejetant assez en dehors pour que la sonde, tenue
perpendiculairement, fût presque dans la direction ordinaire;
puis je suppléai à ce qui y manquait, en tournant la courbure
de l'instrument et dirigeant le bec à droite. Ayant ainsi ef-
facé la courbure anormale, je parvins dans la vessie sans
nulle difficulté. Je me déterminai ensuite à laisser une sonde
à demeure, qui fut changée de loin en loin, et le malade finit
par recouvrer la faculté de rendre naturellement l'urine.
Les premiers symptômes, malgré leur gravité, se calmèrent
d'eux-mêmes aussitôt que la vessie fut vidée. Pendant le
traitement, il survint un engorgement testiculaire, qui se termina par résolution. Depuis, le malade n'a pas éprouvé de
fortes douleurs, mais il est obligé d'uriner souvent.

J'ai vu à Londres quelques préparations dans lesquelles
l'état de choses qui donne lieu à la déviation de la partie
prostatique de l'urètre est bien prononcé.

Deux des plus remarquables existent au musée de Hunter.
Dans l'une, la prostate, notamment le lobe du côté gauche,
est très dessinée, ce qui convertit l'orifice vésical en une
ouverture semi-lunaire : la vessie est à cellules. Dans l'autre,
même engorgement de la prostate, et même forme de l'orifice
urétral; la partie postérieure de la tumeur prostatique avait
été perforée par le cathéter cinq ans avant la mort : c'est
par cette fausse route que passait l'instrument dont on se
servit pendant ce laps de temps pour vider la vessie. D'autres
cas analogues, quant à la déviation et à la déformation de
l'orifice urétral, se trouvent dans la même collection. Un
autre, aussi très digne d'être noté, se voit à l'hôpital Saint-
Georges : toute la glande est tuméfiée, mais le développe-

ment est plus considérable au lobe gauche et moyen ; il y a déviation latérale simple, et immédiatement après déviation considérable en haut, ce qui tient à l'élévation de la barrière transversale ; entre la saillie du lobe moyen et les tumeurs formées par les lobes latéraux, existe un double sillon, qui est plus profond du côté gauche.

J'ai cité aussi des cas dans lesquels les deux lobes latéraux étaient engorgés ; mais les deux tumeurs qu'ils faisaient dans l'urètre, au lieu d'être correspondantes et sur la même ligne transversale, se trouvent, l'une plus en avant, et l'autre plus en arrière. Par ce fait seul, la partie prostatique de l'urètre reçoit une double courbure. Cette disposition est très prononcée dans plusieurs pièces, spécialement du musée de l'hôpital Saint-Barthélemy. Là, les diverses parties de la prostate sont tuméfiées ; la portion prostatique de l'urètre est déviée, d'abord de gauche à droite, puis de droite à gauche, et finalement de gauche à droite, sans compter la déviation de bas en haut produite par la tuméfaction du moyen lobe, et qui commence immédiatement après. Entre le lobe moyen et le lobe latéral droit existe un sillon profond, par lequel on pénétrait dans la vessie. Dans l'une des préparations de l'hôpital Saint-Georges, la déviation en haut de la partie profonde de l'urètre est considérable, bien qu'il n'y ait pas de barrière proprement dite.

L'existence des sillons entre les tumeurs que forment les lobes de la prostate dans l'état d'hypertrophie est assez constante. Cependant il y a des cas où ces sillons manquent, au moins d'un côté. Les deux tumeurs adhèrent l'une à l'autre jusqu'auprès de leur extrémité libre. C'est ce qu'on remarque dans une des pièces du musée de l'hospice Saint-Georges. Les deux lobes latéraux sont très volumineux, et aplatissent l'urètre sur les côtés ; le lobe moyen, fort gros aussi, fait saillie dans la vessie, surtout du côté droit, où il adhère au lobe latéral correspondant : il y a deux fausses routes au col vésical, bien au-dessous de l'urètre.

L'une des plus grosses prostates que j'aie vues à Londres, est à l'hôpital Saint-Barthélemy. Les deux lobes latéraux surtout forment des tumeurs considérables ; la vessie, à parois hypertrophiées, contient trois énormes pierres aplaties, situées, deux petites sur les côtés, et une plus grosse au milieu. J'ai démontré, dans un autre travail, que les rétrécissemens urétraux contribuaient de plus d'une manière à engendrer la pierre. Plusieurs des pièces conservées à Londres offrent effectivement des calculs, les uns dans l'urètre, à une plus ou moins grande distance du point rétréci, les autres dans la vessie, et un assez bon nombre dans la prostate. Je ne parlerai ici que de ces derniers. Deux des pièces du cabinet de Saint-Barthélemy présentent des calculs prostatiques situés dans de petites loges séparées et très rapprochées les unes des autres. A l'hôpital de Saint-Georges, j'ai vu : 1° un calcul enchâssé dans la prostate à gauche et derrière la crête urétrale, faisant saillie dans l'urètre ; 2° les lobes latéraux de la prostate dilatés, et creusés de plusieurs cellules, dont une contient des calculs ; 3° plusieurs calculs enchâssés dans le lobe latéral droit, au-devant de la crête urétrale, et faisant saillie dans le canal ; 4° plusieurs calculs prostatiques renfermés dans des loges ; il existait en même temps une pierre vésicale engagée dans le col de la vessie et saillante dans la partie membraneuse de l'urètre.

La déviation de l'urètre peut avoir lieu dans un sens opposé, c'est-à-dire de haut en bas, lorsque la prostate est détruite ou atrophiée. J'en ai cité quelques exemples ; on en voit aussi plusieurs dans les musées de Londres.

Lorsque la prostate est fortement engorgée, les tumeurs formées par les deux lobes et par le corps de cette glande font saillie non-seulement dans l'urètre, mais encore du côté

de la vessie. On voit à l'hôpital Saint-Georges une préparation offrant trois tumeurs saillantes dans l'intérieur du
viscère. Le lobe latéral gauche est plus volumineux que le
droit, qu'un de ses prolongemens, fort considérable, déprime
et déjette. Ce prolongement s'est logé dans l'écartement que
laissent entre eux le moyen lobe et le lobe latéral droit ; en rap-
prochant ces derniers l'un de l'autre, il se trouve recouvert.
La saillie que les lobes latéraux font à l'orifice interne de
l'urètre a près de deux pouces. Le lobe moyen forme dans
l'intérieur de la vessie une tumeur ovoïde, aplatie d'a-
vant en arrière, et présente plusieurs inégalités ; cette
tumeur s'élève autant que celle des lobes latéraux. Entre les
trois tumeurs existe un sillon triangulaire, fort étroit en arrière et à gauche, un peu plus large, mais moins profond, en
arrière et à droite ; c'est dans le fond de ce sillon, et au point
de réunion des deux parties postérieures avec la partie antérieure, que se trouve l'orifice interne de l'urètre. On distingue dans le fond la crête urétrale, en partie masquée par une
sonde, qu'on a mise en place pour indiquer une fausse route
qui transperce la tumeur du moyen lobe.

Je viens de dire que la déviation en haut de l'orifice vésical
de l'urètre est très fréquente. Elle n'a pas lieu seulement par
suite de la barrière : on l'observe encore lorsque l'engorgement du corps de la prostate prend toute autre forme. Dans une
préparation du musée de l'hôpital Saint-Georges, on voit les
trois lobes de la glande tuméfiés et l'orifice vésical fortement
dévié en haut. La même disposition se présente dans d'autres pièces. Je l'avais remarquée aussi dans les cas qui se sont
offerts à moi. Qu'il me suffise de rappeler une remarque
déjà faite, c'est que quand la déviation résulte d'une tumeur,
elle est moins brusque, moins à pic, et commence plus loin.

Dans quelque cas exceptionnels, les lobes latéraux de la
prostate sont seuls tuméfiés, et le corps de la glande n'a acquis que peu ou point de développement anormal. L'une des

préparations de l'hôpital Saint-Barthélemy en fournit un exemple; la vessie est hypertrophiée et à cellules; une de ces dernières, plus grande que les autres, occupe le sommet de l'organe, avec lequel elle communique par une ouverture arrondie; les lobes latéraux de la prostate sont très engorgés, tandis que le corps ne fait qu'une petite saillie, du volume d'une noisette.

Les abcès de la prostate ne sont pas rares à la suite des rétrécissemens. Les observations que j'ai été à portée de faire à ce sujet sont confirmées par les pièces que j'ai examinées à Londres. Plusieurs de ces pièces offrent effectivement des collections purulentes, notamment entre la glande et le rectum. L'une d'elles, à l'hôpital Saint-Georges, a déjà été notée précédemment. Au musée de Hunter, on voit des abcès et des ulcérations de la prostate, qui était devenue spongieuse par suite de rétrécissemens urétraux.

Les nombreux faits dont je viens de présenter l'aperçu sommaire, sont une source de haut renseignement pour le praticien. Dans la plupart, l'urètre était le siége d'une coarctation; dans quelques-uns toutefois le canal était libre, ou du moins simplement dévié, et non rétréci, comme avaient pu le faire croire pendant la vie des malades les difficultés qui devaient s'être opposées à l'introduction des sondes. Ici donc l'autopsie était venue révéler une erreur de diagnostic qui se reproduit bien plus fréquemment qu'on ne le pense. C'est par suite de cette erreur qu'on a admis et qu'on admet encore tous les jours l'existence de véritables rétrécissemens au-delà de la courbure de l'urètre, où il ne s'en développe presque jamais. Le grand nombre de cas qui viennent d'être cités établissent, en effet, de la manière la plus formelle, que les lésions siégeant à la partie profonde de l'urètre diffèrent essentiellement des coarctations proprement dites. Ce sont des tuméfactions partielles ou totales de la prostate, des abcès, des calculs, etc., qui font saillie dans l'intérieur de l'urètre, le dévient, l'aplatissent, le déforment. Les conséquences de ces lésions sont des difficultés ou l'impossibilité d'uriner, des obstacles à l'introduction d'une sonde ou d'une bougie qui, joints à l'état d'irritation, d'agacement, de la surface interne de l'urètre, ont fait croire à des rétrécissemens lorsqu'il n'y en avait point. Et qu'on ne pense pas qu'il soit facile d'éviter la méprise ; car on peut rencontrer en pareil cas la plupart des symptômes qui ont été accolés aux coarctations, et il n'est pas jusqu'à des espèces d'empreintes qu'on observe quelquefois sur les sondes exploratrices dont on fait usage. Les données fournies par les ouvertures de cadavres finiront donc par faire comprendre qu'il importe de se tenir sur la réserve.

Ce qui a pu contribuer à faire admettre l'existence de rétrécissemens au col de la vessie, ce sont les barrières qu'on trouve derrière la crête urétrale, que j'ai décrites dans le second volume de mon Traité, et dont je viens de citer des exemples nombreux. Plusieurs de ces barrières ont effectivement de la ressemblance avec certaines coarctations urétrales, parce qu'elles résultent d'une sorte de valvule ou de repli formé par un soulèvement peu étendu de la membrane muqueuse qui recouvre la face inférieure de l'orifice vésical de l'urètre. Or on a vu que ces replis, ces valvules sont quelquefois très minces et en forme de croissant, disposition que présentent aussi plusieurs rétrécissemens. Mais il y a une particularité dont on n'a pas tenu compte ; ces barrières dévient plutôt qu'elles ne rétrécissent l'orifice interne de l'urètre. Pour produire là un rétrécissement, il faudrait qu'elles fussent placées plus en avant, dans la portion prostatique du canal ; car, situées comme elles le sont d'ordinaire, leur bord libre se trouve pour ainsi dire dans la vessie. Dès-lors, comme j'en ai déjà fait la remarque, il suffit de diriger en haut le bec de la sonde pour que l'introduction de celle-ci ait lieu avec facilité. Je ne m'étendrai pas davantage sur ce sujet, que j'ai étudié ailleurs avec soin.

Il en est de même des différentes lésions de la prostate. Les faits qui viennent d'être relatés confirment pleinement ce que j'ai dit en traitant des maladies de cette glande; il m'a paru utile néanmoins d'indiquer sommairement les piè ces pathologiques dont j'ai eu connaissance depuis la publication de mon second volume. Indépendamment de l'analogie entre les faits recueillis à Londres et ceux que j'avais été a portée d'observer en France, quant à la nature, aux formes, et au développement de la maladie prostatique, et qui constatent l'exactitude des observations et la rectitude des déductions, les premiers de ces faits ont une autre portée sous le point de vue pratique. La plupart d'entre eux révèlent l'existence de fausses routes au col vésical. Je ne saurais m'empêcher de faire remarquer ici que nulle part ailleurs qu'à Londres je n'ai vu tant de preuves réunies des dangers auxquels peut donner lieu le cathétérisme quand on suit la marche tracée par les auteurs, et qu'on se sert des instrumens ordinaires. Assurément il m'a passé, en France, assez de malheurs de ce genre sous les yeux pour justifier les reproches que j'ai adressés à la pratique routinière dont on a tant de peine à se défaire; mais j'étais fort éloigné de penser que le nombre en fût si grand, et de m'attendre à en trouver chez nos voisins d'outre-mer tant d'exemples réunis.

La tuméfaction du prépuce est un accident très commun. De toutes les causes susceptibles d'y donner lieu, les lésions du col de la vessie sont peut-être les plus puissantes. Lorsque ces lésions sont parvenues à un certain degré, outre l'influence qu'elles exercent sur le corps spongieux de la verge, elles déterminent aussi l'infiltration du prépuce. Cette infiltration peut faire assez de progrès pour développer le pénis à un point extraordinaire, et pour exiger de nombreuses mouchetures. Elle paraît même, d'après Charles Bell, avoir

été quelquefois confondue avec l'épanchement d'urine. Une
semblable méprise ne semble possible qu'autant qu'il y aurait en même temps rétrécissement organique, rétention
complète d'urine et passage du gonflement à l'état d'une inflammation érysipélateuse envahissant une grande partie des
organes extérieurs de la génération. Dans un cas de ce genre,
la facilité d'introduire une petite sonde dans la vessie et l'ex-
posé exact qui me fut fait de la marche de la maladie me mi-
rent à portée d'établir un diagnostic rigoureux.

Au commencement de 1841, il s'est présenté dans le service des calculeux deux malades affectés de rétrécissement
et de grandes difficultés d'uriner, qui avaient l'extrémité de
la verge très dure et très volumineuse ; chez l'un d'eux l'induration occupait le gland et le prépuce, dans l'étendue de
treize lignes environ ; elle était la conséquence d'un rétrécissement fort long et très ancien, que je fus obligé d'in-
ciser profondément, à plusieurs reprises. Chez l'autre, le
gonflement énorme du prépuce, avec induration extrême, se
rattachait à une véritable infiltration d'urine et à des fistules.

On trouve quelques malades chez lesquels le pénis prend
un développement extraordinaire. Presque toujours alors il
y a des lésions profondes, soit de la prostate, soit de la vessie.
On se rend difficilement raison de cette influence, mais elle
existe ; j'ai eu occasion de l'observer chez un certain nombre
de malades, et Charles Bell en a fait le sujet d'une de ses
belles planches sur les affections des organes génitaux. Il
faut bien distinguer cet état de celui qui a pu être déter-
miné par la masturbation ou par les tractions que la plupart
des calculeux ont coutume d'exercer sur leur verge. Ce développement anormal du pénis m'a paru se lier essentiellement aux efforts prolongés et long-temps continués que les
malades exécutent pour chasser l'urine de leur vessie. Ce qui
vient à l'appui de cette opinion, c'est qu'on observe le même
phénomène chez certains calculeux qui se sont livrés pen-

dant long-temps à des efforts analogues, dont la prostate et
la vessie n'offrent aucune trace de lésions profondes, et qui
n'ont pas contracté l'habitude de se tirailler la verge. D'ailleurs il n'y a pas seulement développement du pénis ici, car
cet organe est en même temps empâté, dur et rigide, tandis
que la seule influence des tractions et des tiraillemens se
borne généralement, du moins chez les vieillards, à l'allonger,
en le laissant mou et flasque.

9° *Lésions de la vessie.* — La vessie présente, à la suite
des rétrécissemens de l'urètre, une longue série d'altérations
remarquables.

Les effets consécutifs des coarctations urétrales n'avaient
pas été étudiés avec assez de soin, soit que les autopsies fussent négligées, soit que les désordres qu'on observait fussent rapportés à d'autres causes. Depuis qu'on a mieux ap-
précié l'influence que les obstacles établis dans l'urètre
opposent à l'excrétion et même à la sécrétion urinaires, les
altérations organiques qui en sont les conséquences ont
frappé davantage les observateurs. Entre autres faits de ce
genre je signalerai un cas cité en 1840 par M. Budd, dans
lequel il y avait dilatation considérable des reins, des
uretères et de la vessie, par suite d'un repli de l'urètre,
derrière le bulbe : ce repli faisait office de valvule, et em-
pêchait l'urine de sortir de la vessie. Les mêmes désordres
s'observent à plus forte raison lorsque l'urètre est le siége
d'un rétrécissement considérable et ancien. On trouve au
musée de l'hôpital Saint-Barthélemy une pièce dans laquelle
la membrane interne de la vessie est épaissie et a l'aspect
d'un tissu lardacé. Ici, comme dans le fait précédent et
plusieurs autres dont je parlerai ailleurs, il y avait hypertrophie des parois vésicales, avec développement accidentel
de colonnes charnues. Il n'est pas moins commun de trouver la vessie à cellules, et de voir même celles-ci offrir des
dimensions considérables. Dans une pièce du musée de l'hô-

pital Saint-Georges, la prostate est largement tuméfiée, l'urètre
dévié, et la vessie divisée en deux par une cloison semi-lunaire, dirigée d'arrière en avant et de bas en haut : à gauche
de cette cloison existe un large kyste, aussi volumineux que
la véritable vessie. Deux autres pièces offrent des vessies à
cellules ou à compartimens ; dans la première, la prostate
est fortement engorgée, l'urètre dévié en haut, et la crête
urétrale très saillante. Sur deux pièces de la collection
Saint-Barthélemy on remarque une incrustation calculeuse
de la face interne de la vessie, qui s'étend même à la
partie profonde de l'urètre : le premier de ces cas a la
plus grande analogie avec un de ceux que j'ai observés ;
car, dans l'un et l'autre, la vessie renfermait également
des excroissances fongueuses ; la différence consiste en ce
qu'ici il existait un rétrécissement au niveau du bulbe,
et qu'à partir de là jusqu'à la poche urinaire, la surface
interne du canal était ulcérée sur plusieurs points, cou-
verte de fongosités sur d'autres. Dans l'autre pièce de l'hôpital Saint-Barthélemy, l'incrustation calculeuse avait moins
d'étendue ; elle était presque limitée au point correspondant
à la prostate tuméfiée, ou du moins elle était plus marquée
là que partout ailleurs : au côté droit de la vessie se voit
une ample cellule dépourvue d'incrustation. Je n'ai pas
voulu séparer ce cas du précédent, bien qu'il n'y ait pas de
rétrécissement ; le malade avait succombé à une affection
des reins. Dans plusieurs autres exemples que j'ai cités,
il n'y avait pas non plus de coarctation, mais les lésions ne
m'ayant pas paru différer, le fait que j'avais en vue d'établir
devenait plus évident, par la raison même que des causes
diverses peuvent donner lieu aux mêmes phénomènes.

Les troubles fonctionnels qui résultent de ces divers
états morbides peuvent modifier singulièrement les signes
rationnels des rétrécissemens organiques. Or il importe
d'avoir égard à cette circonstance dans l'étude de la maladie.

4.

Ainsi, les symptômes des coarctations varient suivant qu'il
y a augmentation de la capacité de la vessie, avec amincis-
sement de ses parois, et par suite état de paresse et pour
ainsi dire de paralysie, ou hypertrophie de ces mêmes parois, avec ou sans formation de cellules, et développement
des colonnes charnues, qui changent en entier la disposition
normale de l'intérieur du viscère. Ils varient également en
raison de diverses lésions de la membrane muqueuse produites par l'état catarrhal, des tumeurs de diverse nature
qui peuvent se développer dans l'intérieur de la vessie, etc.
Que ces altérations soient l'effet du rétrécissement, ou qu'elles
en constituent seulement des complications, elles contri-
buent d'autant plus à rendre le diagnostic obscur, que le praticien se trouve privé du principal moyen de s'éclairer,
c'est-à-dire qu'il n'a point la faculté de recourir au cathétérisme.

10° *Lésions des uretères.* — Les uretères participent
aussi aux désordres que produisent les rétrécissemens de l'u-
rètre. La plupart du temps je les ai trouvés élargis; mais je
n'ai pas remarqué que leurs parois offrissent un épaississement considérable, au moins dans une grande étendue, quoiqu'elles fussent fréquemment le siége d'une phlegmasie intense et très diffuse. M. Crosse dit, au contraire, avoir vu ces
parois fort épaisses et le calibre du canal diminué de beaucoup; il en cite un exemple, accompagné du dessin de la
pièce pathologique; mais ce dessin ne me paraît pas très cor-
rect, à en juger d'après l'insertion des uretères dans la vessie.

La dilatation des uretères n'est ni régulière, ni uniforme.
Chez divers sujets elle n'a lieu que d'un seul côté ou dans une
certaine étendue, ce qui fait que les conduits offrent une série de nodosités semblables à celles qu'on rencontre dans les
gros intestins. Ailleurs, les parois sont fort amincies, et se
déchirent avec une grande facilité. Dans plusieurs circonstances, les uretères m'ont présenté de véritables rétrécisse-

mens, ayant une structure analogue à celle des coarctations de l'urètre. J'ai vu un sujet qui en portait plusieurs, dans l'intervalle desquels l'uretère avait acquis une grande ampleur.

11° *Lésions des reins.* — Les reins eux-mêmes subissent des altérations notables par suite des coarctations de l'urètre, et secondairement par l'influence des désordres qui sont résultés de là dans le reste de l'appareil urinaire. Les graves lésions que l'ouverture des cadavres révèle dans ces glandes sont assurément de nature à appeler l'attention des praticiens sur l'influence que les reins éprouvent de la part des maladies de l'urètre et de la vessie. La plupart des malades qui périssent succombent à une lésion des reins, et cette lésion est presque toujours consécutive.

III. *Des fausses routes.*

Lorsque l'on considère la forme, l'étendue, la situation, et surtout la dureté des rétrécissemens organiques, les dispositions que le canal présente au-devant de ces coarctations, les déformations qu'il subit en arrière, par l'effet des lésions de la prostate et du col vésical dont ces rétrécissemens se compliquent fort souvent; si l'on tient compte ensuite de la forme et du volume des instrumens destinés à les traverser, de la nature et du mode d'action de quelques moyens spéciaux, des divers procédés généralement usités pour pénétrer dans la vessie; enfin si l'on a égard au très petit nombre de chirurgiens qui s'exercent d'une manière spéciale au cathétérisme, il est facile de comprendre que, dans beaucoup de cas, les parois urétrales soient violentées, lésées, détruites dans une étendue plus ou moins considérable; on peut même être étonné de ce que les accidens désignés sous le nom de *fausses routes* n'aient pas lieu plus souvent.

Ainsi les fausses routes sont fréquentes : c'est ce que constatent et les ouvertures des corps et les nombreuses pièces déposées dans les cabinets d'anatomie pathologique (1). Elles varient sous le point de vue de leur situation, de leur étendue, de leur forme, des organes ou tissus qu'elles intéressent, des symptômes qu'elles provoquent et des désordres qu'elles entraînent. La nature de l'instrument, sa forme et la manœuvre employée, apportent aussi des différences notables dans la production et la gravité de ces accidens. Une perforation de l'urètre produite par un instrument fin et aigu ou tranchant, qui aura divisé les tissus, pour ainsi dire sans les meurtrir, sans les contondre, n'aura pas les mêmes caractères que celle qui résultera de l'emploi d'une grosse sonde mousse et rugueuse, qui ne se fraiera un chemin à travers les tissus qu'après les avoir réduits en une sorte de bouillie. Si, au lieu de céder à l'effort d'un corps dur poussé avec plus ou moins de violence, les parois urétrales ont été détruites par un caustique, la fausse route présentera des caractères différens. Mais ce qu'il importe le plus de préciser, c'est

(1) Lorsque je visitai les riches collections de Londres, je fus frappé du nombre prodigieux de pièces offrant toutes les variétés possibles de fausses routes ; je communiquai à l'un des premiers chirurgiens de la ville, qui m'accompagnait, les réflexions que suggère une si effrayante collection. « Ne soyez pas étonné, me répondit-il, de trouver ici plus qu'ailleurs des cas de fausse route ; cela tient uniquement à ce que nous conservons les pièces avec plus de soin qu'on ne fait dans d'autres localités ; » et il ajouta que ces malheurs de la pratique chirurgicale avaient lieu partout dans la même proportion à-peu-près. Loin de partager cette opinion de mon confrère de Londres, je suis persuadé, au contraire, que la principale cause de la multiplicité des fausses routes tient à la manière de pratiquer le cathétérisme et à l'emploi des moyens hasardeux auxquels on a recours pour forcer les rétrécissemens. Or, nulle part on n'a été si prodigue de ces moyens qu'à Londres, et nulle part non plus on n'a apporté moins de soin à la pratique du cathétérisme, opération souvent confiée aux chirurgiens assistans. Pour comprendre combien cette partie de la chirurgie était négligée par les Anglais, il suffit de jeter les yeux sur la courbure de leurs sondes ; avec de tels instrumens, il est bien difficile, sinon impossible, d'éviter les fausses routes.

la situation de cette fausse route, son étendue et les organes intéressés par elle ; car de là dérivent et les accidens qu'on doit craindre, et le mode de traitement qu'il faut mettre en usage.

Charles Bell cite un cas de fausse route produite par une bougie dans la partie mobile ou spongieuse de l'urètre, et il fait observer que, dans le plus grand nombre des cas, l'accident cause peu de douleur, surtout lorsqu'on procède avec lenteur et à des intervalles plus ou moins éloignés. Cette remarque est exacte, et elle explique pourquoi les fausses routes à la partie spongieuse de l'urètre sont non-seulement possibles, mais même plus fréquentes qu'on ne le pense, soit qu'on ait fait usage des sondes, des bougies et du caustique, soit que le malade ait entrepris de se traiter lui-même, ou qu'il ait réclamé les soins d'un chirurgien peu expérimenté ou trop entreprenant.

Le même auteur rapporte un autre cas, remarquable sous plusieurs rapports, et dans lequel l'introduction d'une bougie, qui avait souvent remédié à la rétention d'urine, fut suivie d'un commencement de fausse route sur la face supérieure de l'urètre, qui était fort étroit ; derrière le rétrécissement, le canal avait beaucoup d'ampleur, mais la prostate ne présentait aucune lésion. Dans ce cas, où l'on trouva des traces d'inflammation de la vessie, la marche des accidens avait été fort insidieuse, ce qui n'est point rare, et le malade succomba au moment où l'on s'y attendait le moins.

Ces faits, auxquels il me serait facile d'en ajouter beaucoup d'autres, constatent une particularité à laquelle on ne fait pas assez d'attention, c'est le danger qu'entraîne l'usage des bougies dures.

J'ai vu une pièce intéressante dans le musée de l'hôpital Saint-Georges. A deux pouces au-devant de la courbure, la sonde avait labouré le côté droit du canal, dans l'étendue d'une douzaine de lignes : elle était ensuite rentrée dans la bonne voie jusqu'à la fin de la partie membraneuse, qu'elle avait perforée de nouveau, et du même côté, pour sortir en dehors de la prostate. Les parois vésicales n'avaient pas été touchées. Au même point de la partie membraneuse, existait l'orifice d'une autre fausse route, dirigée de gauche à droite, d'avant en arrière et de haut en bas, qui passait sous le col de la vessie, et allait s'ouvrir dans le bas-fond de ce viscère, derrière le trigone. Au côté gauche de l'urètre, la sonde avait labouré la portion membraneuse, et elle était rentrée dans le canal à la portion prostatique. Les parois urétrales étaient entièrement désorganisées depuis le gland jusqu'à la prostate : la membrane muqueuse du canal était noire, et la vessie hypertrophiée.

La collection de l'hôpital Saint-Barthélemy possède une pièce dans laquelle la sonde a percé les parois du canal à deux pouces du méat urinaire, et les a labourées jusqu'à la vessie, où elle a pénétré en dehors et en haut du lobe latéral gauche de la prostate.

Il existe dans le musée Huntérien trois pièces offrant des fausses routes qui occupent la plus grande partie de la longueur de l'urètre, et dont deux ont été faites par une bougie mal dirigée. L'une des pièces présente de larges sinus dans les parois urétrales, ainsi que des ulcères et autres traces d'inflammation. Sur une autre, les parois de la vessie sont épaissies et couvertes d'une incrustation calcaire, qui s'étend jusque dans l'urètre.

J'ai assisté aux derniers momens d'un malade qui souffrait depuis long-temps d'une rétention d'urine, pour laquelle on l'avait soumis sans succès à des traitemens divers. N'ayant obtenu que des détails fort incomplets, tant sur les particularités de la maladie que sur les divers moyens mis en usage, je me bornerai à relater d'une manière succincte ce qu'on trouva après la mort. La verge était fort développée et d'une

consistance remarquable, ce qui arrive fréquemment chez
les malades qui, ayant souffert pendant longues années, ont
exercé sur elle des tractions fortes et répétées; toutefois
cette cause ne produit pas toujours l'effet qu'on remarquait
ici, et il est beaucoup plus commun que l'induration de la
verge soit la suite d'une irritation ou d'une phlegmasie des
corps caverneux succédant à une inflammation urétrale.
L'urètre avait sept pouces et neuf lignes de long dans l'état
de relâchement complet. Une sonde ordinaire fut arrêtée à
quatre pouces et demi de l'orifice extérieur, où existait un
rétrécissement, contre lequel on n'exerça aucune violence.
Le canal fut ouvert, par son côté supérieur, depuis le col de
la vessie jusqu'au gland, à l'exception du point rétréci. Au-devant de ce point, en bas et à gauche, se trouvaient trois petites
ouvertures, dont deux peu profondes. L'une d'elles, située au
côté gauche du canal, avait quatre lignes de profondeur, et
s'ouvrait dans l'urètre, derrière le point rétréci. Cette fausse
route était ancienne, et recevait les bougies qu'on tentait
d'introduire. Le véritable canal, situé en bas et à droite,
était beaucoup plus étroit qu'elle, et pouvait à peine admettre le stylet le plus fin. Derrière le rétrécissement, et jusqu'au col de la vessie, l'urètre présentait les orifices de plusieurs poches ou cellules plus ou moins profondes. Ces orifices étaient oblongs ; quelques-uns avaient jusqu'à trois
lignes de diamètre. La prostate n'offrait aucune trace d'altération. La vessie était fort grande et à parois épaisses ; on
y voyait de loin en loin les orifices de quelques cellules
peu profondes ; sa membrane muqueuse était à l'état sain.

Dans ce cas, la fausse route était ancienne, et servait même
au passage de l'urine. J'ai assisté à une autre ouverture de
corps où l'on reconnut aussi une fausse route commençant
vers le milieu de la partie spongieuse et longeant la face supérieure du canal jusqu'à la vessie : le malade, qui avait été
sondé deux jours auparavant, était mort à la suite d'un vio-

lent accès de fièvre, avec des convulsions, des angoisses et un délire que rien ne put arrêter. Le cathétérisme avait été pratiqué par un praticien habile, mais qui s'était servi d'un de ces instrumens pointus dont on préconise l'usage depuis quelques années. Ce qu'il y a de plus remarquable dans ce cas, ce n'est pas la perforation de l'urètre, qui n'est point un accident rare après l'emploi de pareils instrumens, mais la direction que la sonde suivit entre l'arcade pubienne et le canal ; passant ensuite au-dessus de la prostate, elle perfora la vessie par sa face antérieure, à un pouce et demi au-dessus du col. La vessie ne contenait qu'une petite quantité d'urine, mais rien n'indiquait que le liquide se fût épanché lorsqu'on eut retiré la sonde.

Il paraît que des accidens analogues se sont reproduits depuis par l'emploi du même instrument, mais je ne les ai point vus. Quant au fait que je viens d'indiquer brièvement, il a tous les caractères de l'authenticité. Le rétrécissement siégeait à environ quatre pouces du méat urinaire ; il était court, mais fort dur. Le canal était si resserré qu'on pouvait à peine y introduire un petit stylet. Derrière ce point, l'urètre était dilaté. La vessie hypertrophiée présentait des traces de phlegmasie, mais sans ulcération.

Ainsi, quelque répugnance qu'on éprouve à admettre l'existence des fausses routes dans la partie mobile de l'urètre, les faits ont été recueillis en trop grand nombre dans ces derniers temps pour qu'il soit permis d'élever aucun doute à cet égard.

Un chirurgien anglais, M. Cock, en a rapporté tout récemment plusieurs exemples. Chez un sexagénaire, atteint d'une tumeur à la fesse, il existait un grand amas de matière dans le voisinage de l'articulation coxo-fémorale ; le malade succomba, avec des symptômes de typhus ; quinze jours avant la mort avait paru au périnée un abcès, d'où sortit un pus fétide et mêlé d'urine. Depuis plusieurs années, le sujet

ne vidait sa vessie que goutte à goutte ; plus tard, l'urine
sortit librement par la fistule, et l'on parvint à passer des
sondes. Il fut constaté, à l'ouverture du corps, que le canal
était fortement contracté près du bulbe, dans l'étendue de
deux lignes, qu'on ne pouvait traverser la coarctation avec
une bougie fine, et que la sonde avait fait fausse route.

Dans un autre cas, il existait à la partie membraneuse de
l'urètre une coarctation ferme et comme cartilagineuse, pouvant à peine livrer passage à un stylet ; ici également une
sonde qu'on avait tenté d'introduire s'était fourvoyée.

Chez un troisième sujet, l'urètre, près du bulbe, était presque oblitéré par une coarctation, avec induration étendue, à
côté de laquelle la sonde avait passé.

Dans un quatrième cas, une coarctation moins avancée
avait deux lignes d'étendue, et bien que le canal pût encore
admettre une sonde n° 3, l'instrument avait pénétré dans la
vessie par une fausse voie.

Enfin, chez un dernier malade, un rétrécissement d'une
ligne d'épaisseur environ admettait difficilement une petite
sonde, et l'on avait fait fausse route dans des tentatives de
cathétérisme.

De ces divers faits, M. Cock conclut que, dans tous les cas
où le rétrécissement est ferme et étroit, l'obstacle est plus
souvent évité que traversé par l'instrument. J'avais déjà
dit, et les observations publiées par ce médecin tendent
à le prouver, que ce qui expose le plus à faire fausse
route, en pareil cas, c'est la dureté du rétrécissement ;
la sonde, au lieu de franchir ce dernier, s'engage dans
les parties saines de l'urètre, qui lui opposent moins de résistance.

Ce sont les bougies, spécialement celles qu'introduisent
les malades eux-mêmes, qui déterminent les fausses routes
de la partie mobile de l'urètre. On en sera moins surpris en
se rappelant que fort souvent les bougies sont rigides et

pointues, et que, par des introductions répétées, elles finissent par écarter les fibres qui entrent dans la composition des parois urétrales.

Mais combien l'accident est plus fréquent encore au-dessous de la symphyse pubienne, à la réunion des parties mobile et fixe de l'urètre, dans l'endroit où le canal change de direction ! Ici il n'est pas même nécessaire de citer des preuves ; le fait ne saurait être contesté. L'instrument perfore tantôt la paroi inférieure, ce qui est le plus commun, tantôt la paroi supérieure, et parfois aussi l'un ou l'autre côté du canal.

La fausse route existait à la partie supérieure dans divers cas dont j'ai été témoin. J'en ai cité quelques exemples, dans le second volume de mon Traité, en parlant des lésions de la prostate. Chez un malade dont M. Cock rapporte l'histoire, il y avait aussi une fausse route à la partie supérieure de l'urètre ; la sonde était entrée dans la vessie par-dessus la prostate. Chez un autre, on trouva deux fausses routes ; l'une, supérieure, commençait à un pouce et demi au-devant de l'obstacle, et passait à gauche, au-dessus du canal, dans lequel elle rentrait par la paroi supérieure de la portion prostatique; la seconde commençait immédiatement au-devant de l'obstacle, par une ouverture lacérée au côté droit et inférieur, et rentrait dans le canal, près de la vessie, en perforant la prostate, sur la droite du *veru montanum*. Dans un troisième cas, la sonde avait marché entre le canal et le pubis, passé par-dessus la prostate, et pénétré dans la vessie par une ouverture pratiquée immédiatement au-dessus de l'orifice interne de l'urètre.

Ces divers faits établissent, contrairement à l'opinion reçue, que les fausses routes siégeant au-dessus de la partie fixe de l'urètre sont communes. Leur fréquence paraît tenir à deux causes. D'abord, il n'est pas rare qu'en pratiquant le cathétérisme, on abaisse trop tôt la main qui tient le pavillon de la sonde ; celle-ci, étant poussée avec force, perfore d'autant plus aisément la paroi supérieure du canal, que l'urètre est dépourvu de point d'appui immédiatement au-dessous de l'arcade pubienne. En second lieu, le refoulement en arrière que l'extrémité de la sonde exerce sur le point rétréci, conduit aux mêmes conséquences ; on croit l'instrument plus enfoncé qu'il ne l'est réellement, on abaisse la main pour relever l'extrémité oculaire, et l'on déchire la paroi supérieure du canal.

Chez le malade suivant, la fausse route occupait la face inférieure du canal. Un perruquier, âgé de cinquante-sept ans, eut, à la suite d'une gonorrhée, une rétention d'urine qui fut combattue par l'emploi des bougies, dans l'un des hôpitaux de Paris. Au bout de huit jours, il sortit, se croyant guéri. Cependant les difficultés d'uriner continuèrent, et une nouvelle rétention complète s'étant déclarée, le malade entra à l'hospice de perfectionnement. On essaya de le sonder ; l'instrument pénétra jusqu'à une certaine profondeur, mais il ne sortit que quelques gouttes d'urine ; on ne put introduire une sonde de gomme élastique. Le scrotum était tuméfié ; on y pratiqua deux incisions, qui laissèrent échapper une certaine quantité de sérosité sanguinolente. Le malade descendit de son lit, éprouvant un violent besoin d'uriner, et rendit une grande quantité d'urine. Le lendemain, on parvint à placer une sonde flexible, le gonflement des bourses diminua ; mais bientôt la fièvre s'alluma, la langue devint sèche, un érysipèle envahit le scrotum et la partie interne des cuisses; enfin la mort eut lieu neuf jours après. On trouva dans la partie bulbeuse de l'urètre plusieurs crevasses qui communiquaient avec le foyer du scrotum ; l'extrémité de la sonde, en pénétrant dans la vessie, avait soulevé une portion de la membrane muqueuse, qui était percée en deux endroits, et formait un pont sous lequel passait l'instrument.

Enfin la fausse route peut avoir lieu sur l'un des côtés de l'urètre.

L'une des pièces du cabinet de l'hôpital Saint-Georges à Londres présente un rétrécissement à la courbure ; la sonde après avoir perforé l'urètre du côté gauche, et labouré les tissus dans l'étendue de neuf lignes, est rentrée dans le canal, et l'a perforé de nouveau à la partie prostatique, toujours du côté gauche. La partie de l'urètre située en avant du rétrécissement était dilatée, et la vessie légèrement hypertrophiée.

Dans une autre pièce de la même collection, où le rétrécissement de la courbure est assez considérable pour faire paraître l'urètre oblitéré, la fausse route commence au-devant du point rétréci, et la sonde a percé le canal du côté gauche.

Le cas suivant offre également un exemple de fausse route latérale. Un malade âgé de soixante-sept ans, reçu dans une salle de médecine pour une affection de poitrine, y fut attaqué de rétention d'urine, et, après d'inutiles tentatives pour le sonder, transporté dans un service de chirurgie. Les symptômes généraux étaient fort graves ; la sonde ne pouvant pas pénétrer, on fixa contre l'obstacle une bougie, qui s'enfonça quelques heures après dans la vessie. En la retirant, il s'écoula un peu d'urine ; on la remplaça par une autre. Mais le pénis était fortement tuméfié et la peau brunâtre ; on incisa le prépuce, ce qui n'empêcha pas la gangrène de faire des progrès et le malade de succomber. A l'ouverture du corps, on trouva la verge gangrénée ; le tissu cellulaire était baigné d'urine, et il s'en échappait des gaz d'une horrible fétidité ; l'infiltration urineuse remontait jusqu'à l'angle inférieur de l'omoplate. Trois fausses routes existaient vers la portion membraneuse de l'urètre : une en haut, peu profonde ; une autre en bas, et la troisième sur le côté droit. C'est par ces fausses routes que l'infiltration s'était faite. Derrière elles, l'urètre offrait un léger rétrécissement. La prostate, tuméfiée, comprimait le canal ; la vessie, fort rétrécie, avait ses parois épaisses et denses, et sa surface intérieure rouge.

L'étroitesse du rétrécissement, l'état de l'urètre au-devant de ce point, l'inégalité de résistance entre la partie rétrécie et celles qui sont situées au-devant, enfin le changement
de direction du canal, rendent raison de la fréquence des
fausses routes en cet endroit. Quant à celles qui ont lieu au
col de la vessie, elles dépendent de causes non moins puissantes. Les déviations de l'urètre produites par les maladies
de la prostate suffisent pour arrêter la sonde, et l'impossibilité de déterminer d'avance le sens dans lequel le canal s'est dévié doit amener cet accident. Mais il est d'autres
circonstances, qui sont relatives à la courbure des sondes et
à l'influence des rétrécissemens sur la manœuvre de cathétérisme. C'est pour avoir négligé ces considérations importantes que la plupart des auteurs ont glissé sur les fausses routes
au col vésical ou intéressant la partie de l'urètre située der-
ière le rétrécissement.

Les fausses routes au col vésical sont extrêmement communes. J'en ai cité un grand nombre d'exemples dans le
second volume de mon Traité, en faisant l'histoire des lésions
de la prostate et du col de la vessie. D'autres cas ont été
notés quand j'ai présenté un aperçu des lésions qui constituent les rétrécissemens urétraux ou qui en sont la conséquence. Je pourrai donc me borner ici à en rapporter quelques-uns seulement.

M. Lallemand dit qu'ayant été une fois placé dans l'alter-
native de pratiquer ou la ponction de la vessie, ou le cathétérisme forcé, ce dernier lui parut mériter la préférence. Il
en résulta, à la partie prostatique de l'urètre, et au côté supérieur, une fausse route, qui s'ouvrait dans la vessie, à un
pouce au-dessus de l'orifice urétral.

J'ai vu au musée de l'hôpital Saint-Georges, à Londres, un
rétrécissement situé à la courbure de l'urètre, et derrière lequel se trouvaient deux fausses routes, indiquées par deux

grosses bougies. Le canal était dilaté d'une manière notable, derrière la coarctation, avec aplatissement de sa partie prostatique et hypertrophie des parois vésicales. A côté de cette pièce, on en voit une autre dans laquelle l'urètre a été perforé par sa face inférieure, au-dessous de la crête urétrale, qui est fort saillante, et d'une petite barrière occupant l'orifice interne du canal. Dans deux autres pièces, mal conservées, la fausse route est dirigée en arrière et à gauche.

Au musée de l'hôpital Saint-Barthélemy, on remarque, entre autres, une pièce dans laquelle une fausse route commence sur les côtés de la crête urétrale, d'où elle se dirige d'avant en arrière et de dedans en dehors ; vis-à-vis de cette fausse route, existe une cavité qui paraît avoir été le foyer d'un abcès.

Ces fausses routes présentent de nombreuses différences, non-seulement d'après la direction qui a été imprimée à l'instrument, mais encore eu égard aux désordres concomitans, dont les uns dépendent de la fausse route elle-même, tandis que les autres paraissent être plutôt la suite de rétentions d'urine, ou d'un travail inflammatoire préexistant. Sur plusieurs des pièces dont je viens de parler, la fausse route conduit à des cavités accidentelles creusées, soit dans l'intérieur de la prostate, soit au pourtour du col vésical. J'en ai remarqué une dans laquelle, entre la vessie et le rectum, on voit un abcès qui paraît avoir été la conséquence d'une fausse route et d'un rétrécissement ; les tissus voisins sont épaissis, indurés.

Dans certains cas, la fausse route tend à établir une communication entre les voies urinaires, notamment la partie profonde de l'urètre, et le rectum. C'est ce dont plusieurs pièces des collections de Londres offrent la preuve. C'est aussi ce qui arriva à l'un de nos praticiens les plus renommés, qui avait cru trop légèrement qu'on pouvait traverser tous les rétrécissemens avec une sonde presque droite. Il

fallait être sous le charme d'un enthousiasme bien extraordinaire pour adopter, émettre et soutenir cette opinion. Dans
d'autres occurrences, des sondes à courbure ordinaire, après
avoir perforé l'urètre, traversé les tissus qui le séparent du
rectum, et percé cet intestin, ont traversé une seconde fois
ses parois, et se sont introduites ensuite dans la vessie, par
son bas-fond. Il est facile de calculer les suites que peuvent
entraîner des lésions de ce genre ; elles sont rares heureuse-
ment. Deschamps en rapporte un remarquable exemple.

Je n'ai parlé jusqu'ici que de variétés relatives au siége
des fausses routes et aux tissus qu'elles intéressent. Il en
existe d'autres encore qui dépendent des moyens à l'aide
desquels la voie artificielle a été ouverte. Les fausses routes
sont faites par l'emploi mal dirigé des bougies, des sondes,
ou bien par des applications abusives du caustique. Chacune
de ces deux causes a une manière d'agir qui lui est propre,
et qui elle-même varie en raison du plus ou moins de promp-
titude avec laquelle son résultat se produit. On comprend,
en effet, qu'une fausse route déterminée par une bougie
simple et peu résistante, qui, à force d'être poussée journel-
lement dans une mauvaise direction, aura fini par établir un
canal artificiel, mais lentement, graduellement, et sans, pour
ainsi dire, développer de travail inflammatoire, doit différer
beaucoup de celle qui a été produite par un instrument plus
ou moins piquant, poussé avec violence, et déchirant les
tissus, au lieu d'en écarter les lames, les faisceaux. Dans le
premier cas, la fausse route s'organise très souvent, et se tapisse d'une membrane muqueuse ; on en voit même qui, depuis un grand nombre d'années, servent soit à l'expulsion de
l'urine, soit au passage des sondes ou des bougies ; toujours,
d'ailleurs, il est facile de la découvrir, d'en suivre la direction, d'en constater les variétés. La même chose n'a point
lieu pour les fausses routes récentes, celles surtout qui n'ont
précédé la mort que de quelques jours. Dans un cas que j'ai

5

observé, et dans un autre que cite M. Cock, il fut impossible
de découvrir avoie par laquelle la sonde était parvenue dans
la vessie; la seule chose qui fut certaine, c'est que le rétrécissement n'avait pas été franchi.

En général, la fausse route est plus longue quand la sonde
qui l'a pratiquée était conique. Ch. Bell en cite une de
quatre pouces : la sonde avait percé l'urètre au-devant du
point rétréci , et glissé dans la direction du canal, entre lui
et le rectum : le rétrécissement avait un demi-pouce de long;
il était fort étroit, dur, comme cartilagineux et obstrué par
de la lymphe coagulée : derrière lui se voyait une ulcération
qui faisait communiquer l'urètre avec la fausse route, et c'est
par ce détour que l'urine avait passé pendant les deux derniers jours de la vie du malade.

Il n'est pas aussi facile qu'on pourrait le penser de reconnaître l'instant précis où la sonde s'engage dans l'épaisseur des
parois urétrales, ni même d'acquérir des données précises
lorsqu'elle a pénétré jusqu'à une certaine profondeur dans les
tissus. A la vérité, on sent bien que l'instrument glisse difficilement, et qu'il traverse des parties rugueuses ; la sensation qu'il transmet à la main diffère notablement de celle
qu'il procure en parcourant l'urètre libre ; mais on éprouve
quelquefois une sensation toute semblable quand le bec de
la sonde s'engage dans le point rétréci ; l'instrument est
alors serré, et même glisse par saccades. C'est en consultant
la théorie , et non l'expérience , que les auteurs ont assigné
des caractères propres à indiquer au chirurgien le moment
où il fait fausse route.

D'abord le défaut de résistance peut induire en erreur ,
puisqu'il est prouvé que la partie saine des parois résiste
moins que la partie malade. Ainsi ceux qui emploient la
force pour franchir un rétrécissement, et qui prétendent se
garantir des fausses routes par le défaut de résistance, tom-
bent dans une étrange erreur.

En second lieu, les sensations du malade ne fournissent pas d'indices plus certains. Que ce malade soit absorbé par les angoisses de la rétention d'urine et par l'effroi que lui inspirent sa position et les manœuvres de l'opération, ou qu'il trouve les douleurs du cathétérisme moindres qu'il ne se les était représentées, toujours est-il certain qu'il ne peut pas déterminer le moment où la sonde s'écarte de la véritable voie. S'il y a quelques cas exceptionnels, ils sont rares. La plupart des opinions qui ont été émises à ce sujet reposent sur des hypothèses gratuites, et quelques-unes se rattachent à des idées fausses relativement à la sensibilité des rétrécissemens. J'ai montré qu'on s'était fait illusion sur cette sensibilité, et qu'elle varie à l'infini.

Quelques modernes ont dit que quand, en sondant un homme, on s'écarte de la direction du canal, on en est aussitôt averti par une hémorrhagie qui succède à une résistance vaincue, et par la sensation d'une sorte de déchirement dont se plaignent les malades quand c'est la prostate qui se trouve entamée. Cette théorie, présentée avec une confiance qui lui donne les dehors de la vérité, est complétement fausse. Il est rare de voir une hémorrhagie, et si du sang s'écoule, il vient d'ailleurs. On sait, en effet, que le simple frottement d'une sonde ou même d'une bougie molle sur la membrane muqueuse urétrale produit ce résultat, notamment la première fois qu'on sonde le malade, alors même qu'il n'existe pas de rétrécissement et qu'on ne rencontre dans l'urètre aucune résistance à vaincre. L'écoulement de sang est quelquefois assez abondant.

La connaissance de la direction de l'urètre et de la situation de l'instrument, d'après laquelle on se dirige dans le cathétérisme, semblerait, suivant l'opinion de quelques auteurs, devoir suffire pour annoncer si la sonde sort de l'urètre, et si elle prend une fausse direction. Mais on aura remarqué que toutes les fausses routes sont parallèles au canal; il n'y

5.

a souvent entre elles et lui que quelques lignes de distance. C'est au point que le doigt introduit dans le rectum et
appliqué sur une sonde placée elle-même dans une fausse
voie entre l'intestin et le canal ne suffit point au praticien
qui n'est pas très exercé pour reconnaître une erreur dans
laquelle plus d'un grand maître est tombé. S'il en était
autrement, verrait-on si souvent le cathéter, toujours poussé
dans le même sens, parvenir dans la vessie à travers la
prostate ?

Il est facile d'arranger des préceptes dans le cabinet ; mais
on servirait mieux la science en se montrant plus sobre de
théories, et l'on éviterait des malheurs en signalant aux praticiens les difficultés qui les surprennent d'autant plus qu'on
les leur a masquées ou atténuées. Or, il est incontestable
qu'on peut s'écarter de la direction de l'urètre pour ainsi dire
sans s'en apercevoir, et la pratique des plus grands chirurgiens ne permet pas de douter que la fausse route ne puisse
être méconnue lors même que la sonde s'y est engagée jusqu'à une certaine profondeur. Combien de fois n'en a-t-on
pas vu qui étaient surpris de ce qu'il ne s'écoulait pas
d'urine, quoique déjà la sonde eût été enfoncée jusqu'au
pavillon?

Il y a une circonstance qui n'est pas rare, et qui fait apprécier les difficultés du diagnostic des fausses routes, c'est
lorsqu'un chirurgien se trouve appelé après que d'autres ont
déjà fait des tentatives inutiles et perforé les parois urétrales.
Il lui importe d'autant plus de constater ce fait, qu'il s'ex-
poserait à faire retomber sur lui la responsabilité d'un accident qui appartient à un autre. Cependant, même alors que
son intérêt personnel entre en jeu d'une manière directe , il
lui est extrêmement difficile de reconnaître la fausse route
et de s'assurer d'une manière rigoureuse si la sonde pénètre
dans l'urètre, ou si elle en longe la face inférieure et surtout la face supérieure. Plus d'une fois j'ai été à portée

d'apprécier ce que cette position a de pénible : ce n'est qu'à force de tâtonnemens, par des empreintes prises avec la sonde exploratrice ou les bougies molles, par cette finesse de tact qu'une longue expérience peut seule donner, et par la combinaison des sensations fournies tant par la sonde que par le doigt introduit dans le rectum, qu'on parvient à des données à-peu-près certaines. Toutefois, il est arrivé souvent de ne pas reconnaître la fausse route et de pénétrer dans la vessie comme si elle n'avait point existé. C'est ce que j'ai éprouvé il y a peu de temps. Je fus appelé pour sonder un homme attaqué de rétention complète d'urine. On avait déjà fait d'inutiles tentatives. Je pris une grosse sonde à petite courbure : je la poussai, ou plutôt je la laissai pénétrer avec beaucoup de lenteur, en lui faisant suivre la partie supérieure de l'urètre, notamment après qu'elle eut franchi l'arcade pubienne ; elle arriva dans la vessie avec une facilité extrême. Je parvins à l'introduire de même pendant deux jours que ce malade reçut mes soins. Me trouvant alors obligé de quitter Paris pendant une quinzaine, il fut soumis à un autre traitement, dont j'ignore les détails ; il succomba au bout de six semaines. On trouva plusieurs fausses routes au col de la vessie. Il faut l'avouer, si elles existaient lorsque je fus appelé, je ne les reconnus pas, et la facilité avec laquelle ma sonde avait pénétré ne me permettait pas de penser qu'on eût pu se fourvoyer en cet endroit. J'ajouterai que le malade n'avait point de rétrécissement urétral, dont la présence ajoute encore aux difficultés du diagnostic.

Il y a une circonstance d'autant plus importante à noter qu'elle joue un grand rôle dans la production des fausses routes au col vésical, surtout lorsque les rétrécissemens sont compliqués d'une tuméfaction partielle ou totale de la prostate. Je veux parler de la courbure des sondes dont on fait usage. J'ai indiqué dans le second volume de mon Traité la longueur

et le degré de courbure qu'il convient de donner à ces instrumens lorsque la partie profonde de l'urètre est déformée
ou déviée. Mais cette nouvelle courbure des sondes n'est pas
assez appréciée; il n'est pas rare de voir des praticiens se
servir encore de sondes à grande courbure, qui sont même
généralement usitées en Angleterre, et avec lesquelles, comme
je l'ai déjà dit, il est presque impossible d'éviter de faire
fausse route dans le cas dont il s'agit ici. J'engage ceux qui
jugeraient hasardée l'opinion que j'exprime, à faire quelques
expériences sur le cadavre, et bientôt ils partageront ma
conviction. C'est d'ailleurs un fait facile à comprendre quand
on se rappelle la disposition des parties, et qu'on les compare
aux sondes à faible et longue courbure. Si l'urètre est libre,
que la prostate seule en ait dévié la partie profonde, on a
quelquefois une peine extrême à obtenir que l'extrémité de
la sonde parcoure les sinuosités de la partie prostatique,
alors même que rien ne gêne pour avancer, reculer et incli-
ner à droite ou à gauche. Mais quand la sonde est serrée par
une coarctation, qu'elle se meut difficilement, on ne distingue pas si la résistance vient du rétrécissement ou de la
déviation de la partie prostatique; il y a confusion extrême
dans toutes les sensations que l'opérateur perçoit; les douleurs, les angoisses du malade, et par le fait de l'opération,
et par celui de la rétention d'urine, viennent encore ajouter
à l'incertitude. Il faut avoir été dans cette position embar-
rassante pour comprendre tout ce qu'un instrument défec-
tueux peut offrir de dangers, même à un praticien exercé.
Dans beaucoup de cas, je me suis fait montrer la sonde dont
on s'était servi avant moi, et souvent sa vue seule m'a fait
présumer qu'il y avait fausse route, ce que le résultat dé-
montrait.

La gravité des fausses routes est proportionnée à leur
situation, à leur étendue, à leur direction, à l'importance
des tissus qu'elles intéressent, aux efforts et au genre de la

manœuvre qui a été mise en usage. Elle varie d'ailleurs en raison des individus.

Lorsqu'on s'aperçoit que la sonde s'éloigne de la direction du canal, si l'on s'arrête à temps, si, par des tentatives imprudentes et presque toujours aussi nuisibles qu'inutiles, on n'a pas occasionné de graves désordres, si les parties n'ont point été contuses, meurtries, si surtout le bec de la sonde n'a pas transpercé le canal, le rectum ou la vessie, l'accident n'a presque jamais d'autre effet immédiat que de rendre plus difficile ou même impossible le cathétérisme ultérieur. Très souvent le malade n'en a pas connaissance, et il ne survient aucun symptôme nouveau. Ce cas est extrêmement fréquent dans la pratique, mais il passe pour ainsi dire inaperçu : les souffrances ne sont pas sensiblement augmentées, seulement il devient souvent difficile d'arriver dans la vessie, et l'altération organique qui constitue le rétrécissement se trouve presque toujours aggravée au point de rendre la guérison, sinon impossible, du moins hérissée de difficultés.

Quand la sonde a transpercé les tissus dans lesquels elle s'était engagée, et qu'elle a établi une communication entre le réservoir de l'urine, l'urètre ou le rectum, et la fausse route, les effets sont variables. Tantôt on observe un épanchement d'urine, une inflammation locale, des abcès, et les suites peuvent être fort graves, ainsi que j'aurai occasion de le dire en traitant des infiltrations d'urine. Tantôt au contraire il ne survient aucun accident : en substituant une sonde de gomme élastique à celle en métal, il se fait un nouveau canal, qui finit par s'organiser et par livrer un passage facile à l'urine. En ce qui regarde les fausses routes au col vésical, les faits nombreux que j'ai cités soit dans ce Mémoire, soit dans mon Traité des maladies des voies urinaires, constatent une particularité qu'il est utile de noter, savoir, que les fausses routes qui traversent la partie prostatique de l'urètre ont une tendance manifeste à s'organiser en canal artificiel. On connaît effectivement une multitude de cas dans lesquels un ou plusieurs de ces conduits factices ont été trouvés plus ou . moins parfaitement organisés, quoique le conduit normal existât, et parût même suffire au passage de l'urine. Ces faits méritent d'autant plus d'attention que, depuis quelques années, ils servent d'appui à certains chirurgiens qui cherchent à ériger en méthode de traitement ce qu'on n'avait considéré jusqu'alors, et avec raison, que comme un accident plus ou moins redoutable.

Dans les autres parties du canal, cette tendance des fausses routes à s'organiser en canal artificiel est moins prononcée; on en voit cependant qui sont entièrement recouvertes par une membrane muqueuse. Cette terminaison heureuse peut avoir lieu lors même que des organes importans ont été lésés. Tel est le cas très remarquable dans lequel le col de la vessie avait été traversé en tous sens. Dans quelques circonstances, au contraire, où la sonde s'est ainsi fourvoyée au milieu des tissus voisins de l'urètre, il survient en peu d'heures des symptômes locaux et généraux qui font périr le malade d'une manière subite, quelquefois immédiatement après que la sonde a été retirée, et même avant que l'infiltration d'urine ait pu se produire. J'ai cité l'un de ces cas malheureux, où les symptômes débutèrent par un violent frisson, qui fut bientôt suivi de spasmes nerveux, du délire et de la mort.

Dans les cas graves où la sonde a percé le rectum avant d'arriver à la vessie, si le malade survit, il conserve presque toujours une communication entre les organes urinaires et l'intestin, et l'urine continue très souvent de couler, en partie au moins, par ce dernier. C'est ce qui arriva chez le malade dont Deschamps nous a retracé l'histoire. C'est aussi ce qu'on voit dans un grand nombre de cas, de plusieurs desquels j'ai donné les détails.

Dans d'autres circonstances, des fistules sont la conséquence des fausses routes, et s'ouvrent au périnée, au scrotum, au pubis, à la partie interne des cuisses, même le long de la verge. Plusieurs des pièces existantes dans les musées de Londres confirment ce que j'avais dit à cet égard, d'après les faits de ma propre pratique. Ces pièces m'ont seulement fait connaître avec plus de précision les désordres opérés dans la partie profonde du canal, origine des fistules.

L'accident qui constitue une fausse route peut être aggravé par des circonstances spéciales. Ainsi la fausse route la plus simple, celle qui n'a que peu de lignes de profondeur et n'établit pas de communication avec la vessie, peut être suivie de l'infiltration d'urine, avec tous les effets qui en dépendent, si le liquide, après avoir franchi la coarctation située derrière la fausse route, en rencontre une autre qui l'empêche d'être porté librement au-dehors.

Ce qui aggrave souvent les fausses routes, lors même qu'elles sont très simples, c'est la nécessité où l'on se trouve de pratiquer le cathétérisme à cause des accidens de la rétention d'urine. On conçoit combien il est difficile alors d'introduire une sonde dans la vessie. Aux difficultés premières, qui tiennent au rétrécissement, se joignent encore celles non moins graves qui dépendent de la fausse route elle-même, et qui mettent le praticien hors d'état de distinguer si l'instrument s'engage dans le véritable canal ou dans la voie anormale. Ces cas sont des plus embarrassans. Il est évident nonseulement que les tâtonnemens auxquels on se trouve réduit fatiguent le malade, mais encore qu'ils favorisent et la manifestation de l'infiltration d'urine et le développement de tous les désordres qu'elle entraîne.

Lorsqu'une sonde en métal ou en gomme élastique est fixée à demeure dans l'urètre, il survient quelquefois, ainsi que je l'ai dit, des symptômes locaux et généraux tellement graves qu'on est forcé de retirer l'instrument : souvent alors les malades l'arrachent eux-mêmes, malgré toutes les exhortations qu'on a pu leur adresser. S'il existe une fausse

route, ceite partie du canal n'ayant pas encore eu le temps
de se cicatriser, l'urine s'infiltre avec d'autant plus de promp-
titude que les parties sont dans un état de surexcitation extrême. C'est là un des cas les plus graves, attendu que tous
les moyens de l'art sont impuissans.

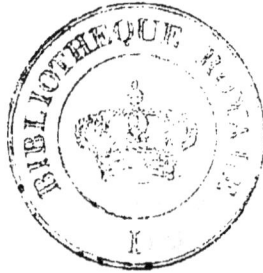

www.ingramcontent.com/pod-product-compliance
Lightning Source LLC
Chambersburg PA
CBHW071239200326
41521CB00009B/1542